LA GUÉRISON

DE

LA TUBERCULOSE

BASÉE SUR L'ÉTUDE

DES CAS DE GUÉRISON SPONTANÉE

Traitement et Prophylaxie

PAR

Le Dr Paul FERRIER
ANCIEN INTERNE DES HOPITAUX DE PARIS

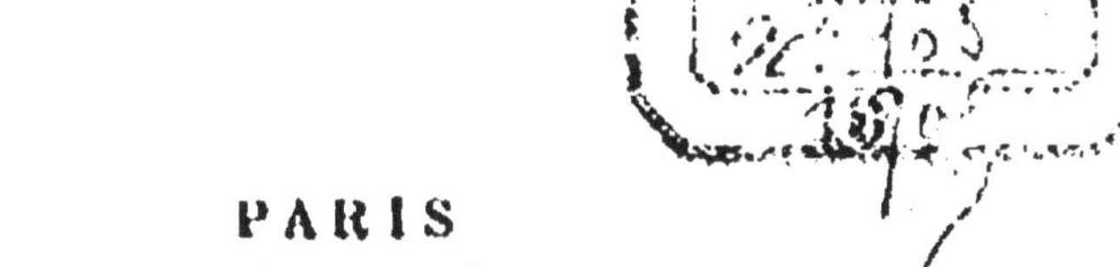

PARIS
VIGOT FRÈRES, ÉDITEURS
23, PLACE DE L'ÉCOLE-DE-MÉDECINE, 23
—
1906

LA GUÉRISON

DE

LA TUBERCULOSE

DU MÊME AUTEUR

Recherches sur l'hystérie, l'épilepsie, l'idiotie,
en collaboration avec le docteur Bourneville,
1892-93.

Odontocie, ostéocie, communication au Congrès
de Médecine de 1900, section de stomatologie ;
communication à la Société de Biologie (novembre 1900).

Fissures gingivales et éruption dentaire, communication au Congrès de 1900 (section de
stomatologie).

*Relations de nutrition entre le squelette et les
dents.* Odontocie, ostéocie. Th. Paris, 1900.

Nature de la membrane alvéolo-dentaire, *Revue
de Stomatologie*, 1901.

Langue saburrale et albuminurie, Bulletin de la
Société de Biologie, 1903.

Phosphature, décalcification, hémophilie, Bulletin
de la Société de Biologie, 1903.

Dentité humaine. Cause des variations. Leur interprétation. *Archives générales de Médecine*,
1901.

Les pertes et les gains en chaux chez l'homme.
Archives générales de Médecine, 1905.

LA GUÉRISON

DE

LA TUBERCULOSE

BASÉE SUR L'ÉTUDE

DES CAS DE GUÉRISON SPONTANÉE

Traitement et Prophylaxie

PAR

Le Dr Paul FERRIER

ANCIEN INTERNE DES HÔPITAUX DE PARIS

PARIS

VIGOT FRÈRES, ÉDITEURS

23, PLACE DE L'ÉCOLE-DE-MÉDECINE, 23

1906

PRÉFACE

Je présente au lecteur encore un livre sur la tuberculose, encore un traitement de cette maladie.

J'aurais pu demander à l'un de mes maitres de me patronner, et je ne doute pas, quel que fût celui d'entre eux auquel je me serais adressé, qu'il n'eût accepté. Mais pouvait-il me donner autre chose qu'un brevet d'honnêteté scientifique? J'ai développé récemment des idées qui me sont personnelles, sur l'alimentation et la nutrition. Elles s'éloignent quelque peu de ce qui est admis dans les Ecoles, et le traitement est basé sur ces idées, fruit de l'observation. Pourquoi les placer sous l'égide d'un homme qui ne les accepte peut-être pas et par bonté ne voudra pas s'en défendre?

Je prie donc mes maitres d'excuser l'absence d'une démarche qui eût pu ne pas leur être agréable.

Il ne se fait, dit-on, rien de nouveau sous le soleil, et de plusieurs côtés m'est venue la certitude que je n'avais rien inventé.

Il est bien certain que si toute l'économie du traitement consistait à prendre du phosphate de chaux, j'eusse mieux fait de me taire : Piorry (d'après le docteur Venot), Hanot (d'après le docteur Carra), MM. Raymond et Arthaud ont donné ou donnent encore, avec des résultats variés, du phosphate de chaux. D'autres, avec du glycérophosphate disent qu'ils donnent aussi de la chaux.

On verra que je ne considère pas du tout la chose d'une aussi simple façon. Il s'agit, non de prendre de la chaux, mais d'en garder. Il était donc nécessaire d'étudier la façon dont on perd et dont on recouvre de la chaux, d'établir que celle qu'on perd vient des dents et des os, que celle qu'on récupère s'y localise de nouveau, et de chercher les raisons de ces singuliers phénomènes. Si quelque chose est nouveau dans mon travail, ce sont ces considérations.

J'ose dire qu'elles permettent d'agir en connaissance de cause dans le traitement de la tuberculose. Lorsqu'on en tient compte, on s'appuie sur quelque chose de certain, et ce quelque chose est à la portée, non seulement de tous les médecins auxquels manque la ressource des analyses chimiques, mais des malades les plus intelligents.

Cependant, il ne découle pas de là que le malade puisse se soigner seul. Il peut faire de la sorte des faux pas dangereux. Les habitués de sanatorium ont ainsi appris à se soigner, malheureusement. J'engagerai au contraire le médecin à se tenir en communication fréquente, hebdomadaire au moins, avec ses malades, afin de rectifier sans retard les fautes d'alimentation qui peuvent être commises et qui se traduisent par des poussées inflammatoires, de la fièvre et des hémoptysies. Si l'on veut acquérir un résultat rapide, c'est à ce prix. Si la tuberculose peu étendue, n'a pas dépassé le second degré, les médicaments sont inutiles. Ils peuvent plus tard rendre des services.

Mes confrères obtiendront souvent comme récompense des cures d'une rapidité étonnante.

L'année dernière, dans un sanatorium étranger, une dame dans le traitement de laquelle j'intervins seulement en la priant de prendre de l'eau de Pougues pour ses dents, surprit vivement son médecin par une amélioration et une guérison pour ainsi dire prématurées.

Cette année, même fait se reproduisit à Paris, au sujet d'un jeune homme, dont les dents restaient continuellement sensibles. Très fatigué, il sortit de pension, et sans le savoir malade, je recommandai à sa mère de lui donner du phosphate de chaux pour ses dents.

Quoiqu'il eût des craquements, tout signe disparut en trois mois, et le médecin du jeune homme avoua qu'il n'avait jamais vu de guérison aussi précoce.

Mais si ces malades ont suivi, à leur insu et à celui du médecin, un traitement calcaire, il en est d'autres auxquels des amis, bienveillants pour moi, ont consenti à le donner. Et je dois des remerciements cordiaux à ceux qui m'ont témoigné pareille confiance : les docteurs J. Renault, E. Sergent, des hôpitaux de Paris ; Maurice Venot, de Saint-Germain ; G. Perregaux, de Paris ; Ouvry, de Lisieux. Heitz-Boyer, Coursier, Carra. Que ne dois-je pas à M. Paul Loiseau, pour son inestimable complaisance dans les opérations d'analyses que je lui ai confiées !

Et j'aurais eu certainement moins de force pour persévérer et généraliser des vues thérapeutiques, si mon bien-aimé frère, le docteur J.-E. Ferrier, ne m'avait renseigné sur la nature de l'eau de Berck-sur-Mer.

RÉSISTANCE PHYSIOLOGIQUE A LA TUBERCULOSE

CHAPITRE PREMIER

L'ÉVOLUTION DES IDÉES AU SUJET DE LA TUBERCULOSE ; CONSTATATION DE GUÉRISONS SPONTANÉES. ESSAIS D'AMÉLIORATION DU TERRAIN. A-T-ON ABORDÉ LA QUESTION DU BON COTÉ ? EXPOSÉ DU PROBLÈME. SON DÉVELOPPEMENT. TUBERCULEUX GUÉRIS ET DENTS DURES. PHTISIQUES MORTS AVEC DENTS TRÈS TENDRES.

INFLENCE DES INJECTIONS D'ACIDE LACTIQUE : 1° SUR LA PHOSPHATURIE, 2° SUR LA TUBERCULOSE.

Par un nombre imposant de guérisons définitives, maintenues depuis de longues années, il est actuellement prouvé que la tuberculose est curable, et, quoique tous les médecins ne soient pas également favorisés dans leurs résultats, personne parmi eux n'en doute.

Ces guérisons ont donné lieu à des études

minutieuses sur le climat, l'altitude, l'exposition des régions où elles s'étaient produites ; la nutrition des tuberculeux a été l'objet de travaux d'un intérêt puissant sous le rapport de ce qu'ils perdent ; on n'a pas oublié que les autopsies, tant à la Morgue qu'à l'hôpital, révèlent des tuberculoses pulmonaires de date inconnue, guéries toujours avec encroûtement calcaire de la lésion et l'on n'a pas manqué de faire un rapprochement entre la perte d'acide phosphorique remarquée au début de la tuberculose et la calcification finale des tubercules guéris. Peut-on scruter plus loin ? Tout n'a-t-il pas été vu ?

De même qu'un agriculteur répare, au moyen d'engrais, les pertes qu'une récolte a fait éprouver à la terre, ne couvrons-nous pas par des phosphates donnés en abondance les pertes phosphorées du tuberculeux ?

Je m'excuse ici de cette distinction qui pourra paraître trop subtile : on parle phosphate, il faudrait parler chaux.

Le tuberculeux ne perd pas seulement de l'acide phosphorique, mais encore de la chaux, cela est admis, mais ce qui ne l'est pas, c'est la forme sous laquelle ces deux substances doivent pénétrer dans son tube digestif pour arriver à compenser les pertes et à faire partie de son organisme. Le problème n'est pas uniquement celui de l'envahissement et de la guérison de la tuberculose; il s'étend aux altérations nutritives dont les os... et les dents peuvent être le siège. En un mot, les tubercules se calcifient en même temps que les os et les dents. On ne me contredira pas si j'affirme que cette partie de la question a été peu étudiée jusqu'à présent, et c'est précisément le défaut de la cuirasse.

Usant d'un procédé employé en mathématiques, je démontrerai la validité de ce jugement en demandant au lecteur de vouloir bien « considérer comme résolu », un problème que depuis cinq ans je retourne sur toutes ses faces, et dont je vais brièvement exposer les données avec leurs conséquences :

Les dents (1) se présentent, physiologiquement parlant, avec des qualités diverses, suivant leur teneur en chaux, et peuvent être ainsi grossièrement divisées en bonnes, moyennes, mauvaises. Le squelette participant en même temps qu'elles à l'incrustation calcaire, jouira des mêmes qualités. De là, chez les individus maigres, des différences

(1) V. Galippe. *Journ. des Conn. méd. prat.*, 1884 et 1885.

de densité totale qui, sans cette notion, seraient incompréhensibles (1).

Ces deux ordres d'organes sont donc indissolublement liés dans leur nutrition ; les quelques exceptions qui peuvent frapper l'esprit sont seulement apparentes et d'une explication facile. Il s'ensuit que les dents sont une « porte ouverte » sur l'organisme, et qu'elles nous renseignent non seulement sur la calcification du squelette, mais encore sur la marche progressive ou rétrograde de la calcification générale.

Si donc nous voyons d'un côté, chez des tuberculeux guéris, une très bonne qualité des dents (indépendamment des délabrements antérieurs), d'un autre côté chez des tuberculeux rapidement emportés, une mauvaise qualité de ces mêmes organes, nous aurons le droit de conclure à la bonne calcification des uns, à la mauvaise calcification des autres. Ces considérations nous conduisent naturellement à présumer que la tuberculose est en rapport avec la décalcification.

Si, d'autre part, nous remarquons que des poussées tuberculeuses coïncident nettement avec des caries dentaires et que, sachant calcifier les dents, nous observions une amé-

(1) P. Ferrier, *th.* Paris, 1900.

lioration de la tuberculose coïncidant avec un traitement de calcification, la présomption évoquée il y a un instant se trouve implicitement vérifiée, et expérimentalement, si l'on prend ce mot dans son sens le plus large, qui n'est pas celui de l'expérience seule sur les animaux.

Nous admettons donc que la tuberculose est sous l'influence de la décalcification, qu'elle s'arrête si l'on calcifie le tuberculeux. Dès lors, faut-il attendre que ce tuberculeux donne des signes de décalcification ? Non, a *priori* le tuberculeux doit être considéré comme étant en voie de décalcification, et traité comme tel. Lorsque le bacille est seul et que l'infection n'est pas trop abondante, la victoire est facile.

Comme corollaire à ces propositions, il sera aisé de réaliser la prophylaxie de la maladie, puisque le bacille de Koch ne se cultive pas sur l'organisme humain en voie de calcification. C'est pourquoi tous ceux qui respirent le bacille de Koch ne deviennent pas fatalement tuberculeux.

Il faut maintenant faire ressortir les points par où se vérifient les inductions émises. Je rappellerai seulement que les appellations de bonnes ou mauvaises dents, d'un usage courant, ne sont pas toujours justifiées, relativement à ceux qui les emploient. La distinction en a été scientifiquement faite par M. Galippe qui a montré la corrélation du poids spécifique des dents avec leur teneur en chaux.

Le procédé qui m'a servi à mettre en relief les relations de nutrition entre le squelette et les dents fut la recherche de la densité du corps, faible chez ceux dont les dents étaient mauvaises, élevée chez les autres. Les premiers ne s'enfoncent pas dans l'eau, nagent sans aucune peine, ont la sensation d'être tirés en haut s'ils veulent nager entre deux eaux, quelquefois ne sont pas capables d'entrer dans une baignoire ; les seconds s'enfoncent lourdement, ou sont obligés en nageant de faire des efforts aussi bien pour se soutenir que pour progresser.

Il se peut que ces considérations rencontrent des incrédules. Ceux-ci seront sûrement plus nombreux lorsqu'il s'agira des modifications que la décalcification imprime aux systèmes osseux et dentaire : pour le public non médical et pour de nombreux médecins, le squelette, à partir de l'âge adulte persiste tel qu'il a été formé. Ainsi le bon squelette reste bon, le mauvais reste mauvais, inébranlablement. Il en est de même des dents : leur qualité est invariable. Il y a bien des caries dentaires plus ou moins rapides ; il y a bien des sujets qui deviennent ostéomalaciques ; des enfants, même des adolescents pour l'école de Lyon, qui deviennent rachitiques. Mais il s'agit là de « maladies bien définies », et dès qu'un individu n'atteint pas ce degré de décalcification, que son squelette offre encore aux muscles des leviers et des points d'appui suffisants, on pense et l'on écrit qu'il n'a pas été modifié. A la seule autorité du professeur Bouchard (1), on doit les lignes suivantes, dont on ne saurait trop admirer la perspicacité : « l'ostéomalacie, arrivée à son développement extrême, est assurément une maladie rare, mais ses formes ébauchées sont fréquentes »... « A côté des cas extrêmes où la spoliation calcaire amène l'incurvation des os et où le microscope peut faire reconnaitre l'état hyalin des lamelles osseuses, il est un grand nombre de cas où la proportion des phosphates calcaires diminue dans les os, non sans diminuer leur solidité, mais sans que leur apparence physique soit sensiblement modifiée... »

(1) Ch. Bouchard. *Maladies par ralentissement de la nutrition*, p. 52, 56 et suiv.

« Le vice de nutrition du tissu osseux peut rester latent, il n'aboutit pas aux déformations et souvent ne provoque pas les douleurs, mais il se révèle quelque jour par une fracture que ne semble pas expliquer suffisamment la violence modérée de la cause vulnérante. » « Ces altérations si profondes, si considérables et pourtant absolument latentes de la constitution et par conséquent de la nutrition du système osseux, méritent d'être reprises et poursuivies, car elles peuvent donner les indications les plus nettes touchant les vices de la nutrition dans un grand nombre d'états morbides chroniques. »

Pour moi, les altérations du squelette constituant ce que M. Bouchard appelle des « formes ébauchées d'ostéomalacie », ce que j'ai nommé plus brièvement « ostéocie » pour indiquer la légèreté osseuse, ces altérations, dis-je, ne me semblent pas douteuses. M. Teissier, en 1876, avait, au moyen de l'acide lactique, décalcifié des lapins ; M. Charrin, vient de communiquer (1905) à l'Académie des sciences des expériences du même genre faites sur des animaux tuberculisés, et dans lesquelles il a signalé l'influence de la décalcification sur la marche des infections en général, et de la tuberculose en particulier.

J'ai moi-même décalcifié des chiens, de l'un desquels j'ai courbé involontairement le cubitus après avoir pris un segment complet de radius, qui se trouvait ainsi rompu.

Mais toutes ces expériences sont tenues pour faits rares, n'ayant pas fréquemment leurs analogues dans le courant de la vie.

Ainsi limitées, en effet, elles ne peuvent être généralisées et ne peuvent expliquer la fréquence des décalcifications dont parle M. Bouchard. C'est aux dents qu'il appartient d'apporter la preuve indirecte de cette fréquence, parce que leur désintégration, contemporaine de lésions osseuses, nous permettra de prendre sur le vif les phénomènes qui l'accompagnent nécessairement, et dont la cessation marque la fin du processus décalcifiant.

CHAPITRE II

Carie dentaire aigue et décalcification générale.

Comment il faut envisager la phosphaturie dans
les maladies de nutrition osseuse. Elle ne
doit pas être regardée comme ayant nécessairement le caractère continu.

De quoi dépend la phosphaturie. Théories diverses. Phosphaturie : bulbaire ; sous la dépendance des maladies du système nerveux. Pertes
phosphorées a l'état normal. L'individu qui
perd ses os et ses dents n'est pas normal.
L'agent qui détruit l'émail de la dent est un
acide. Comme un acide décalcifie les os et
l'ivoire des dents, et fait apparaître la phosphaturie. Expérience chimique de la décalcification osseuse. La carie dentaire lente et
isolée. La carie dentaire aigüe.

La première pensée qui vient actuellement
à l'esprit, lorsqu'il s'agit de désagrégation
osseuse, est que l'on doit en trouver les traces dans l'urine sous la forme de phosphaturie, et l'on me dira que j'agite ici une ques-

tion réglée depuis longtemps ; que les meilleurs auteurs ont prouvé, par des analyses scrupuleuses, la variabilité de l'élimination phosphorée dans l'ostéomalacie et le rachitisme, maladies considérées comme étant celles qui doivent donner lieu, inévitablement, à la phosphaturie. On a vu, en effet, des ostéomalaciques, même des rachitiques, présenter les uns de la phosphaturie, d'autres une urine normale, d'autres enfin une urine plus pauvre en phosphates qu'elle ne doit l'être dans l'état de santé. Ainsi mon raisonnement est en défaut et j'aboutis à une impasse.

Objection préalable, qui parait grave. Je ferai observer seulement qu'elle s'appuie sur cette conception : que les malades en question doivent présenter, dans le cours de leur maladie, une phosphaturie constante. Personne pourtant n'a démontré qu'elle eût ce caractère. Nous l'avons induit, nous-mêmes, après analyses positives, de ce que ces malades étaient des décalcifiés ; mais lorsqu'on a voulu faire la preuve, il s'est trouvé que l'induction était fausse... fausse seulement dans la qualité de continuité que nous avions attribuée au symptôme. Mais parce qu'un ostéo-malacique, individu autrefois normal ou réputé tel, ne présente pas de phosphaturie, soit un seul jour, soit à plusieurs reprises, ce n'est pas une raison pour penser que l'état où il se trouve s'est constitué sans qu'il passât de la chaux par les urines. Que cela n'existe pas chez un ou plusieurs de ces malades, c'est absolument prouvé. Cela veut dire seulement que la concept de la pathogénie ne répond pas à la réalité. Notre devoir est de le changer, et d'essayer de comprendre pourquoi les choses sont autrement que nous ne l'avions pensé. Les causes de désagrégation osseuse ne se reproduiraient-elles pas d'une manière irrégulière, n'obéiraient-elles pas à certaines lois qu'on pourrait fixer en se basant sur l'alternance des phénomènes ?

Lorsque j'aurai fait toucher du doigt les conditions qui nous font perdre de la chaux et de l'acide phosphorique, et montré qu'elles sont variables d'un jour à l'autre, qu'elles peuvent avoir lieu parfois pendant de longues périodes et malgré cela cesser tout à coup, on comprendra que la phosphaturie suive les mêmes fluctuations, et les chiffres donnés ne paraîtront plus contradictoires.

Mais un autre obstacle surgit, soutenu ou accepté par l'immense majorité du corps médical. On sait que les neurasthéniques, que des gens atteints de certaines maladies du système nerveux sont phosphaturiques, et, à cause de cette coïncidence, on a mis la phosphaturie sous la dépendance du système nerveux. Cette application extensive d'une découverte brillante de Cl. Bernard n'a pas été sans faire dévier l'initiative de nombreux chercheurs, chacun voulant trouver le rôle du système nerveux dans les troubles urinaires.

Je crois, pour ma part, que des lésions nerveuses peuvent résulter des troubles vitaux, mais il me paraît exagéré de conférer au système nerveux le pouvoir de faire de la chimie, et c'est bien une question chimique que celle de l'élimination phosphatique *sans désagrégation cellulaire*. S'il désagrège les os, faudrait-il donc admettre aussi que le système nerveux intervient dans la destruction des dents, et *notamment de l'émail*, tissu non vivant ?

J'ai vu des neurasthéniques, des paralytiques généraux se décalcifier, perdre leurs dents. J'ai rétabli en peu de temps, parce que cela était nécessaire pour les soins de leurs dents, la santé de ces neurasthéniques vrais. Je n'ai pas guéri de paralytiques généraux, mais je dirai simplement à leur sujet que le mal évolue sur un terrain en déchéance calcaire, et qu'il y a plus de raisons pour mettre les lésions nerveuses sous l'influence de la décalcification, qu'il n'y en a pour attribuer les pertes de chaux au système nerveux.

Ne peut-on croire que le sang, cet excitant normal du système nerveux, est doué, lors de la décalcification, et pendant toute la durée d'une hypocalcification constante, de propriétés spéciales dûes aux principes chimiques qui sont les seules causes de cet état, ou aux réactions anormales qu'ils ont produites?

Je passe sur la désagrégation du système nerveux lui-même, dont M. F.-X. Gouraud a eu le courage de faire justice dans sa thèse (1). Le système nerveux comprenant en tout environ 6 grammes d'acide phosphorique, il est évident qu'il serait vite épuisé.

Mon éminent maître, le professeur Gilbert et M. Posternak, se basant sur l'analyse des excreta d'un jeûneur célèbre, et sur des considérations d'ordre chimico-biologique, dénient au système osseux une part quelconque dans les pertes phosphorées d'un individu *normal*. Je ne puis me placer sur le

______

(1) *Des échanges phosphorés dans l'organisme normal et pathologique* (Paris, 1903).

même terrain que les auteurs de « La médication phosphorée » : 1° Parce que, pour le jeûneur étudié, le critérium dentaire et osseux dont j'ai besoin me manque ; 2° Parce que les individus que j'étudie perdent leurs dents et que, sans jouer sur les mots en aucune façon, je ne puis les considérer comme normaux ; 3° Enfin, parce que l'origine du phosphore urinaire, invoquée par MM. Gilbert et Posternak, ne permet pas d'expliquer la carie dentaire aiguë, telle que je l'ai envisagée. Tel est, en effet (il ne faut pas l'oublier), mon point de départ, auquel il importe toujours de se référer.

Et pour cela, il convient de ne pas laisser de côté le commencement de la destruction de la dent, c'est-à-dire celle de l'émail. Cette destruction, qu'on voit très nettement dans certains cas se faire isolément, ne peut être attribuée avec raison qu'à l'action d'un acide. Les sels de chaux (phosphate et carbonate) cristallisés, qui forment cette substance, ne sauraient sans violation des règles de la chimie, se détruire autrement. Malgré les substances organiques qui en font partie d'après les analyses chimiques, l'émail ne s'est jamais comporté comme une trame organique dont on peut retirer les sels de chaux à l'aide d'un acide. Il ne durcit ni ne se ramollit : comme une pierre, il s'érode et s'use et les agents chimiques n'ont pas sur lui une autre action que celle qu'ils auraient sur du marbre. On ne peut invoquer pour lui une altération microbienne. Les microorganismes ne vivent pas de sa substance. Ce ne sont pas eux qui l'attaquent, mais les acides engendrés par les fermentations que développent certains d'entre eux.

Si nous abordons la couche suivante, les réactions chimiques qui sont susceptibles de faire disparaître l'émail, sont aussi capables de provoquer la décalcification de l'ivoire. N'est-ce pas ainsi qu'en quelques jours, dans une expérience classique, on dissout les parties calcaires d'un os, en lui conservant sa forme et son volume, mais le rendant assez souple pour qu'on en puisse faire toucher l'une à l'autre les deux extrémités ? Les microbes trouvés dans les dents n'existent que dans la partie décalcifiée. Ils ne pénètrent pas dans les canalicules de l'ivoire resté dur. De même que l'os, une dent cariée dont l'ivoire est privé plus ou moins complètement de phosphate de chaux, garde sa forme pendant longtemps, même dans le milieu septique que constitue la bouche.

Enfin pour appuyer cette opinion, je ferai encore valoir qu'on ne solubilise pas les phosphates autrement qu'avec des acides : l'acide sulfurique en agriculture, les acides chlorhydrique et lactique dans les préparations thérapeutiques.

Relativement aux os, c'est l'avis de Rindfleisch, quel a décalcification, dans l'ostéomalacie, est absolument comparable à celle qu'on obtient dans l'expérience que je viens de citer. J'ai rappelé plus haut les expériences de MM. Teissier et Charrin.

S'il est vrai que toute carie dentaire est une simple décalcification, il ne faudrait pas en conclure que ce processus fût toujours général.

Une altération de cette nature peut être absolument locale. Elle se caractérise alors par la lenteur de son évolution, dont la durée peut dépasser dix années. La douleur est constamment absente, à moins qu'il n'y ait à certains moments une décalcification plus intense.

Tout autres sont les symptômes d'une décalcification générale. Chez un individu normalement calcifié, que je prendrai comme type afin qu'on ne puisse attribuer à son tempérament les altérations dentaires, on voit se produire une ou plusieurs caries superficielles, beaucoup plus douloureuses que les caries sporadiques qu'il aura présentées antérieurement. Les pansements, lorsqu'ils peuvent être maintenus, sont peu efficaces. Des caries anciennes s'aggravent. Les douleurs surviennent souvent à des heures réglées, soit le jour, vers 5 heures, soit la nuit aux environs de 2 à 3 heures. Si le patient s'étudie à ce moment, il perçoit très bien l'acidité du milieu buccal, qui apparaît rapidement après l'absorption par l'intestin du contenu trop acide de l'estomac. Ce sont là les signes que j'ai remarqués, et la meilleure preuve que je puisse donner de leur valeur est qu'ils cessent de se produire lorsqu'on administre soit du phosphate tricalcique, soit du carbonate de chaux, qui alcalinisent d'une certaine manière le sang et la salive. Ce fait a lieu, non par hasard, mais d'une façon régulière, et l'ingestion de ces sels de chaux constitue le correctif le plus efficace de l'état que je viens d'indiquer. N'est-ce pas le cas de dire, en altérant légèrement un vieil adage médical sans le priver de son sens : Naturam *causarum* curationes ostendunt?

Voilà pour les caries. Mais puisqu'elles se rattachent à un état général, comment se fait-il qu'il ne se présente pas en même temps d'autres symptômes ? Ce serait une erreur de croire que ces symptômes font défaut. En présence de cas semblables, si l'on veut s'en donner la peine, on trouvera très souvent, je ne dis pas toujours, un abattement général, une dépression physique et mentale accentuée, une tristesse insurmontable, l'exagération de la fatigue le matin, en un mot des signes nets de la neurasthénie classique ; la phosphaturie elle-même se révélera macroscopiquement par des urines de volume normal, claires à l'émission, et qui se troublent en se refroidissant. De même que pour la sensibilité de l'ivoire, le traitement calcaire fait merveille.

CHAPITRE III

A·quoi conduisent les constatations précédentes. Emploi thérapeutique d'acides et de sels minéraux. Emploi, thérapeutique ou non, d'acides organiques. Expériences de M. Yvon. Fermentations gastriques acides. Leurs résultats. Production fréquente d'acide lactique. Idées reçues qui s'opposent a ces recherches. La mauvaise qualité des dents considérée comme naturelle et physiologique, héréditaire. Caractères héréditaires des dents. Dents chez divers peuples. Variations de la qualité (consistance) des dents chez un même individu. Ce qu'il faut penser de l'hérédité de la dyspepsie. L'estomac commence par être malmené, il ne se révolte qu'a la longue. Influence de certains aliments sur les réactions et la motricité gastrique. Les graisses et huiles, l'alcool paralysent le muscle. Le sucre paralyse surtout l'intestin. La rétention prolongée des aliments dans l'estomac cause des fermentations acides. Les agents de ces fermentations. Distinction entre aliments indigestes. Les graisses mêmes sont décom-

POSÉES DANS L'ESTOMAC. NOCUITÉ DU PAIN FAIT AVEC LA LEVURE DE BIÈRE. FERMENTATIONS FRÉQUENTES CHEZ L'ENFANT, CHEZ L'ADULTE; MÉCANISME DE LEUR PRODUCTION. RÉSULTATS SUR LES DENTS, SUR L'ÉTAT GÉNÉRAL. LES PRODUITS ACIDES PASSENT DANS L'INTESTIN, PUIS DANS LE SANG. TEMPS DE SÉJOUR DES ALIMENTS DANS L'ESTOMAC.

CES PHÉNOMÈNES ONT LIEU SOUVENT SANS QUE L'INDIVIDU SE PLAIGNE. SI L'ON CHERCHAIT LA PHOSPHATURIE, ON LA TROUVERAIT LORSQU'IL Y A DES FERMENTATIONS.

LES BONNES DENTS DANS LES RÉGIONS CALCAIRES. EXCEPTIONS. MAUVAISES DENTS EN PAYS GRANITIQUE.

Il serait stérile d'avoir suivi la relation des caries dentaires avec un processus général de décalcification, si la cause de ce processus lui-même ne se dégageait pas d'une observation attentive et patiente. J'ai dit que des acides introduits dans notre circulation nous font perdre de la chaux et de l'acide phosphorique. Avant donc d'incriminer toute autre cause moins tangible, il est sage de faire en ce sens des recherches aussi complètes que possible : on ne voit pas en effet d'emblée la justification d'une affirmation semblable, car, pour les expériences, MM. Teissier et Charrin ont dû injecter ou faire ingé-

rer des solutions lactiques à leurs animaux.
Or, l'homme n'en prend pas, ainsi, de propos
délibéré.

Mais d'abord l'acide lactique n'est pas le
seul capable de décalcifier. Quelques acides
minéraux dont l'administration n'est pas fréquente solubilisent le phosphate tricalcique
du squelette, en s'emparant d'une ou deux
molécules de chaux et donnant lieu à du
phosphate dicalcique ou monocalcique, susceptible d'être éliminé. Ainsi agissent l'acide
sulfurique, donné quelquefois en limonade,
les acides chlorhydrique, phosphorique. L'em·
ploi d'autres corps semblables est si rare
qu'il est inutile de les mentionner.

On reconnaît que les acides organiques,
ceux des fruits par exemple (citrique, ma-
lique, etc.,) rendent l'urine alcaline. Si l'acide
carbonique et l'eau sont le dernier terme de
leurs transformations, c'est évidemment
l'acide carbonique qu'il faut accuser de dé-
composer le phosphate tricalcique. Mais la
chimie nous apprend aussi que ces acides
peuvent donner lieu à de l'acide lactique.

Quelles que soient les réactions dans l'organisme, le résultat final est la décalcification, mise en évidence par la marche aiguë
de la carie. Des faits multiples, dont j'ai cité

quelques-uns (1), m'ont ainsi montré que le simple usage de la salade journalière, l'habitude de prendre par jour une orange (acide citrique) de boire du cidre acide, etc., suffisaient pour activer la marche de la carie.

Certains sels jouissent de la même propriété : mis en éveil par des phénomènes dont j'étais le sujet, je dus reconnaitre le pouvoir décalcifiant de l'eau sulfatée calcique, et j'ai retrouvé ce fait chez d'autres personnes qui en faisaient une consommation habituelle. Ces eaux sont plus répandues qu'on ne croit, et il est utile d'en rechercher la présence.

Des expériences de M. P. Yvon (mai et octobre 1879), faites dans le but de rechercher l'élimination, par l'urine, de la magnésie et du soufre après absorption, soit de sulfate de magnésie, soit de sulfate de soude, mettent en lumière l'élimination exagérée de chaux sous l'influence de ces deux substances. M. Yvon recueillit également, au sujet du soufre lavé, des chiffres qui prouvaient, pour ce corps, une action, sur la chaux, analogue à celle des sulfates qu'il avait expérimentés.

(1) *Arch. gén. de méd,*, 1903.

Selon mes propres observations, les sels comme les iodures et bromures alcalins, les phosphates acides, tous les phosphates alcalins, sont aussi des décalcifiants.

Enfin je dois ajouter qu'un individu bien calcifié, obligé pour une raison quelconque d'user, pour son alimentation, d'eau privée de bicarbonate de chaux, perd également ses dents à moins de particularités que j'envisagerai plus loin.

Par cette énumération, ne voit-on pas déjà qu'un grand nombre de personnes peuvent se décalcifier, tout en ayant l'apparence de la vie la plus normale? L'examen minutieux des conditions de l'existence et de l'alimentation nous amène par conséquent à diminuer beaucoup le chiffre des phosphaturies essentielles. Elles seront encore plus deduites, si nous pénétrons davantage dans l'analyse de la vie ordinaire.

Les fermentations gastriques sont à l'heure actuelle suffisamment connues pour qu'en les invoquant je ne surprenne personne.

« Les aliments introduits dans l'estomac, dit M. A. Mathieu (1) ne tardent pas à y subir

(1) Maladies de l'estomac et de l'intestin. 1901. p. 24.

des fermentations complexes dont l'un des résultats principaux est la production d'une quantité plus ou moins considérable d'acides organiques variés.

« Ces fermentations sont dûes à la présence dans le milieu de culture constitué par la bouillie alimentaire d'une quantité toujours élevée de microbes et de levûres. La présence de l'HCl réprime ces fermentations, mais elle est incapable, même dans les cas d'hyper-chlorhydrie accentuée, de les faire complètement disparaitre.

« La durée du séjour des aliments dans l'estomac modifie aussi d'une façon très sensible l'intensité du processus de fermentation, ainsi que le prouve nettement ce qu'on constate lorsqu'il y a stase marquée des liquides dans l'estomac ; la densité des produits de fermentation acquiert alors son maximum ».

Chaque médecin a vu des cas plus ou moins nombreux de ces fermentations. J'ose dire que le médecin en voit beaucoup moins qu'il n'y en a réellement, et qu'il n'en serait compté si l'on rattachait la carie dentaire aiguë ou subaiguë à sa véritable cause. Cela ne se produirait sans doute pas si les phénomènes transitoires entre l'état normal et l'état pathologique étaient mieux connus, si le lien entre l'un et l'autre pouvait être suivi d'assez près pour qu'on pût assister à l'éclosion finale.

Mais ici je me heurte à des idées préconçues, contre lesquelles je me suis élevé déjà, et qui sont si fortement enracinées dans l'esprit public qu'il me semble nécessaire de les combattre encore. Ces idées, d'une puissance négative profonde, en ce sens qu'elles ferment la porte à toute investigation, ne sont pas toutes du reste particulières au public, parce que rien n'a attiré sur elles l'attention de l'enseignement médical. A cause d'elles, on regarde comme physiologique tout ce qui est naturel, et en conséquence, on ne cherche à ce qui est naturel ni explication ni correction.

Je dénoncerai en premier lieu la notion d'hérédité, beaucoup trop compréhensive à mon avis et propre à abriter certaines erreurs physiologiques. Elle fait partie, avec d'autres, de ces suggestions familiales dont le médecin se débarrasse quelquefois péniblement au cours de ses études ; mais à l'encontre d'autres suggestions, celle-ci se développe en raison des nombreux faits pour lesquels jusqu'à présent on n'a pas trouvé d'autres causes.

Tel est l'empire du principe que les faits qui lui sont opposés ne retiennent pas l'intérêt, précisément parce qu'ils n'en reçoivent pas leur solution et qu'ils lui font échec.

Aussi, faute d'approfondir cette notion, d'ailleurs éminemment féconde et si souvent vérifiée, il me semble qu'on y a rattaché un certain nombre de conditions seulement accessoires et dont l'appréciation diminue notablement son domaine. Elle comporte, moins auprès des médecins que dans l'esprit public, ce caractère de fatalité en présence duquel l'abstention seule peut être de mise. Cependant, vis-à-vis du sujet que je traite, la plupart des praticiens se contentent évidemment d'une simple constatation d'hérédité.

Je serais heureux de montrer qu'on s'égare parfois en généralisant trop hâtivement le principe, que l'hérédité n'existe pas là où l'on croit la trouver, et se rencontre en revanche où l'on ne croirait pas devoir la chercher.

Entre les organes dont le caractère héréditaire parait être des plus assurés, les dents se placent au premier rang, au point d'être devenues, pour les anthropologistes, un caractère de race. Outre les données, dignes d'attention, fournies par certains auteurs, il est vulgairement admis que la race arverne, que la race nègre présentent de bonnes dents. Or, j'ai vu assez d'individus de l'une et de l'autre races pour affirmer que ce privilège n'appartient à aucune d'elles d'une manière absolue.

J'appuie de plus cette manière de voir sur l'examen de crânes de nègres en ma possession, et sur une communication récente du docteur Charézieux (Soudan) à la Société de stomatologie. Cet auteur dit formellement que la blancheur réelle et le bon état des dents des noirs africains qu'il a examinés, tient à leur habitude de se nettoyer et frotter constamment les dents *antérieures* avec de petits morceaux de bois (ce qui les préserve de la carie), tandis que la bouche, en arrière de cette ligne, est quelquefois dans un état aussi défectueux qu'il peut l'être chez les plus maltraités des blancs.

En réalité, s'il est utile pour l'étude d'une semblable question, de comparer entre eux un très grand nombre d'individus, supposés de même origine, il n'est pas moins important d'étudier une ou plusieurs familles, et de suivre un seul individu en différentes périodes de son existence. Un médecin sera, de la sorte, à même de constater dans de nombreuses familles d'une même contrée, ou d'une même localité, une similitude de la qualité des dents. Nous verrons plus loin à quoi cela peut être attribué. Il verra même aussi quelques exceptions, qui sont loin d'être dénuées d'intérêt. Enfin, il se convaincra qu'un même homme, en différentes étapes de sa vie, accomplies soit au même endroit, soit en des localités variées, peut avoir, selon les moments, des dents bonnes ou mauvaises, et que cela peut se représenter plusieurs fois de suite. Or, il ne peut être physiologique qu'on ait des dents tantôt résistantes, tantôt facilement cariées, et ce fait aurait sans doute, depuis longtemps été interprété et utilisé comme il doit l'être, si la puissance de la suggestion n'eût empêché d'en concevoir l'explication. A la vérité, l'hérédité joue un certain rôle par rapport aux dents : d'elle dépendent en grande partie la forme, le volume et la disposition de ces organes. Quand à la qualité, elle est purement individuelle, et nous faisons, chacun à notre façon, notre chimie dentaire et osseuse malgré certaines ressemblances avec les ascendants. Mais, en y regardant de près nous pourrions dépister une certaine hérédité, celle des goûts, peu étudiée, et qui pourrait avoir une grosse importance. Nous pourrions observer aussi des habitudes alimentaires semblables, portant sur la durée, l'abondance, le nombre des repas. Tout cela semble pourtant naturel, mais conduit parfois à des résultats inattendus.

Il n'est pas rare de rencontrer dans une même famille des dyspeptiques qui peuvent se réclamer de l'hérédité, et je ne voudrais pas dire que la dyspepsie des ascendants ne soit pas capable de retentir sur les aptitudes digestives des enfants. Cependant, je ferai remarquer qu'il s'agit là de phénomènes complexes, dont certains éléments échappent à la constatation directe, et restent plus ou moins à l'état d'hypothèse, tandis que d'autres, par exemple les conditions semblables ou différentes d'existence et d'alimentation sont à notre portée et doivent être mises en première ligne lorsqu'il s'agit d'une question chimique.

En second lieu, il est nécessaire de faire ressortir que l'estomac est un organe excessivement tolérant, et qu'il n'est pas bon de se fier à l'absence de réactions qu'il présente ou semble présenter quelquefois. On admet avec raison, en médecine, que le jeu de la vie organique doit se passer à notre insu, et cette notion, partie du milieu médical, s'est répandue dans les familles. Mais cela ne signifie en aucune façon que l'altération d'un organe se fasse immédiatement sentir : avant la colique hépatique ou néphrétique de gros calculs ont eu le temps de se constituer, sans avoir donné lieu à des troubles notables du côté du foie ou des reins. Le cœur lutte longtemps contre les artères avant d'être vaincu, avant que le sujet soit incommodé réellement par le trouble de la circulation. Aussi s'il y a des gens qui se savent en possession d'un mauvais estomac, d'autres qui ne le sentent pas, sont-ils absolument, et à tort, rassurés pour eux sur le fonctionnement de cet organe. Ils ne « savent pas s'ils ont un estomac » n'ont « jamais senti leur estomac ». D'où cette conclusion que leur estomac fonctionne bien, conclusion souvent fausse, et quelquefois brutalement démentie.

C'est que fréquemment l'estomac se révolte seulement lorsqu'il est devenu tout à fait incapable de remplir ses fonctions : il ne les suspend qu'à la suite d'antécédents lourdement chargés, de longues années de mauvais traitements plus ou moins bien endurés, et de phénomènes considérés par le patient comme normaux parce qu'ils n'ont pas interrompu sa vie habituelle.

Cela étant dit pour l'organe dont nous réclamons les services, il y aurait lieu d'examiner les propriétés des substances que nous introduisons dans sa cavité : celle-ci ne reçoit pas impunément tout ce qui se mange, tout tout ce qui flatte le goût. Des corps que nous considérons comme aliments, dont on calcule soigneusement la quantité, pour la ration alimentaire, au point de vue des calories à fournir, peuvent avoir *sur le tube digestif lui-même* des effets nuisibles, soit directement, soit par suite des transformations anormales qu'ils y auront subies.

Ainsi les graisses et huiles, qui sont cependant recommandées dans certains régimes, passent à bon droit pour indigestes. Sont aussi réputés indigestes des aliments riches en cellulose. N'y aurait-il pas lieu de distinguer, et de préciser en quel sens ce même qualificatif peut être appliqué aux unes et aux autres ?

Alors que les graisses, dont, selon l'opinion classique, la transformation s'opère dans l'intestin, passent presque en entier dans les chylifères et sont utilisables en très grande partie, les aliments riches en cellulose font au con traire de gros déchets, et augmentent considérablement le volume du bol fécal. Ainsi il y a déjà, sous le rapport de l'utilisation, une différence capitale entre ces substances « indigestes ».

Comment ces mêmes substances se comportent-elles dans l'estomac et vis-à-vis de lui ?

Introduites dans l'estomac, les graisses y déterminent une inertie qu'il conviendrait véritablement d'appeler paralysie : on ne saurait, en effet, s'expliquer pourquoi cet aliment qui sera presque complètement absorbé dans l'intestin, et qui n'a à subir, normalement, aucune transformation dans l'estomac, y séjourne un aussi long temps, à moins que ce ne soit parce que sa présence nuit réellement à la motricité gastrique. Et n'est-ce pas là, précisément, ce qui constitue la paralysie fonctionnelle? Quelque raison qu'on donne de l'inertie du muscle gastrique, le fait n'est pas niable, et il en faut reconnaître l'importance. Avec les aliments qui contiennent de la cellulose en abondance, rien de pareil, *s'ils ne sont accompagnés d'une forte quantité de graisse.* Accommodés par exemple avec une assez grande proportion de crème (1) ou

(1) La crème, bien que formée d'une forte propor-

de jus de viande, ils ne séjourneront dans l'estomac qu'un temps relativement court, et une fois dans l'intestin, en exciteront utilement les contractions, de telle sorte que cette action connue est utilisée contre la constipation. On voit que l'épithète d'indigeste recouvre, dans ces deux cas, des qualités tout à fait différentes. Il y a donc là, dans les mots, une confusion sur laquelle il est utile d'insister parce qu'elle détermine la confusion dans les idées.

Aussi, je ne m'occuperai pas des aliments à cellulose abondante, parce qu'ils ne retardent pas la digestion. J'ai expérimenté sur moi-même, avec un exercice suffisant, l'influence de quantités croissantes de beurre sur la digestion, jusqu'à obtenir que mon estomac ne pût se vider en l'espace de cinq heures, de 7 heures à midi. La quantité de pain restant invariable, j'arrivai à ce résultat avec 20 grammes de beurre.

Quelle est la cause plus prochaine de cette inertie musculaire? Les graisses s'opposent-elles à la sécrétion normale du suc gastrique, à son action sur les aliments? Nuisent-elles, par ce mécanisme, au réflexe sensitivo-mo-

tion de globules graisseux, est d'une digestibilité stomacale beaucoup plus grande que le beurre.

teur d'où résultent les mouvements péristaltiques? Les graisses et huiles forment-elles, à la surface de la bouillie alimentaire, une couche qui n'atteindrait pas facilement le pylore? La présence de ces corps ne prédispose-t-elle pas le pylore à une contracture qui a été si souvent invoquée? Je n'ai aucune raison de me prononcer. Mais on sait que les albuminoïdes sont en général rapidement expulsés de l'estomac; et lorsqu'avec les amylacés il ne reste plus que les graisses dans sa cavité, cet organe n'a plus de tendance à se vider. On n'en obtient alors l'évacuation que par les moyens que j'indiquerai plus loin.

Ce n'est pas tout: j'ai invoqué, contrairement aux données physiologiques, l'altération, par un long séjour dans l'estomac, des corps en question.

Pratiquement, on peut affirmer, en effet, qu'il y a des transformations, consistant dans la rancidité, c'est-à-dire la mise en liberté des acides gras sous l'influence de fermentations ou d'autres acides (chlorhydrique, par exemple). Ces réactions ont nettement pour effet de fermer le pylore.

Des idées nouvelles se sont fait jour, à ce sujet, au 17ᵉ Congrès de Médecine interne, tenu cette année à Wiesbaden. Pour M. Mayer, de Halle, pour M. Volhard, de Giessen, les graisses se décomposent en partie dans l'estomac. Tandis que le premier, soutenu par M. Winternitz, de Halle, fait provenir de l'intestin l'agent de cette réaction, le second prétend que les extraits glycérinés de muqueuse gastrique contiennent un ferment capable de dédoubler les graisses. Que l'origine du ferment soit intestinale ou gastrique, on pourrait dire anormale ou normale, il faut désormais tenir compte de ces données.

Un autre agent de paralysie est l'alcool, sous quelque forme qu'il soit. J'ai cité (*Arch. gén. de Médecine*, 1905) l'expression typique « faire un trou dans l'estomac » employée en France dans les pays producteurs d'eau-de-vie pour désigner la paralysie stomacale consécutive à l'ingestion d'un verre d'alcool au milieu d'un repas copieux, paralysie qui permet à l'estomac de recevoir une nouvelle quantité d'aliments. Dans certains pays du Nord de l'Europe, on a coutume de boire un verre de cognac avant le repas. La paralysie est certaine : l'alcool reste dans l'estomac, qui se laisse ensuite distendre sans réagir. Cela n'empêche pas l'ingestion d'autres verres d'alcool dans le courant du repas.

L'action de l'alcool ne paraît pas spéciale au muscle gastro-intestinal : les pituiteux corrigent le matin, avec un verre d'eau-de-vie, l'anémie cérébrale et céphalique qui amène chez eux l'état nauséeux que l'on sait ; j'utilise cette réaction vaso-dilatatrice avec beaucoup de succès et de sécurité toutes les fois que j'ai besoin de neutraliser l'effet vaso-constricteur de la cocaïne.

Les divers liquides alcooliques absorbés comme boisson, ne sont pas beaucoup moins nuisibles que l'eau-de-vie. Aussi est-il recommandable, lorsqu'il est nécessaire de rétablir à bref délai la fonction gastrique défectueuse, de proscrire complètement vin, bière, cidre, poiré, liqueurs, apéritifs, etc.

Il me reste à mentionner les transformations subies dans certaines conditions par les amylacés et les hydrates de carbone. Pris en petite quantité et lorsqu'ils constituent à eux seuls la substance d'un repas, ces corps ne donnent lieu à aucun trouble gastrique. Il n'en est pas de même s'il sont en plus grande abondance, et accompagnés des éléments d'un repas dépassant la ration d'entretien. Des réactions biologiques se manifestent alors, dues à la ptyaline, à la levûre de bière, etc. De là la production d'acide lactique aux dépens du sucre, d'acide lactique, acétique (Hayem) aux dépens du pain. Ajoutons à cela le fonctionnement de la muqueuse stomacale vivement sollicitée, et donnant souvent un excès d'acide chlorhydrique, et nous aurons un milieu hyperacide, caustique pour la muqueuse, excitante au moins pour le pylore, qui refuse de laisser passer ce produit dans le duodénum.

Mais de même que les réactions vicieuses produisent et entretiennent de la gastrite, de même on ne doit pas être surpris de leur voir exercer leur influence funeste sur l'intestin. Ce n'est pas le moment d'étudier les phénomènes de contracture que subit de ce chef le gros intestin.

Le pain, et notamment celui qui est fait avec une grande quantité de levûre de bière, est un agent dangereux par les éléments d'acidité qu'il apporte à la digestion.

M. Spillmann, de Nancy, dit à ce sujet (1) : « On fait surtout en France un réel abus du pain.

(1) *Traité de thérapeutique appliquée*, A. Robin, t. XII, p. 13.

« Comme l'a prouvé Hayem, il détermine une excitation stomacale assez grande et facilite la mise en liberté d'acide chlorhydrique libre ; il constitue surtout un bon milieu pour les fermentations anormales et notamment pour la fermentation acétique. »

Mais il est d'autant plus dangereux qu'il est en plus grande proportion dans la nourriture, et accompagné d'une plus grande quantité d'autres aliments. Il est bien évident que les graisses faisant partie du même repas augmenteront l'acidité du produit, en le faisant séjourner plus longuement dans le réservoir gastrique. La combinaison de ces deux facteurs a une importance nuisible de premier ordre. Mais les amylacés qui ne portent pas avec eux de germes de fermentation, et parmi eux le riz, les pâtes d'Italie, ne présentent naturellement pas le même danger.

Je pense avoir montré, non pas qu'il existe des fermentations stomacales, mais que ces fermentations peuvent survenir dans des conditions faciles à prévoir, à constater ; que notre estomac ne se comporte pas également bien sous tous les régimes qu'il nous plait de lui imposer, avec toutes les substances qu'il plait aux fabricants de produits alimentaires de présenter à la satisfaction des goûts de chacun. M. Alb. Robin a nettement accusé l'acidité gastrique de provoquer l'hypersthénie du pylore et l'entérite. Si aucun auteur n'a signalé l'influence paralytique des graisses et de l'alcool sur le muscle gastrique, je n'hésite pas à prendre la responsabilité de cette assertion. Pour ne pas sortir du cadre de ce travail, je me bornerai à ces quelques observations relatives à l'influence de certains aliments sur la fonction gastro-intestinale. Elles suffisent à faire comprendre que notre tube digestif ne doit jamais être traité à la légère, et livré au hasard des préparations culinaires.

Mais ce que j'ai dit permet, me semble t-il, de voir que les règles de l'hygiène doivent être bien souvent enfreintes, qu'il est bien aisé et souvent bien tentant d'en sortir. Pour les individus qui ont conscience d'eux-mêmes, c'est une raison de plus pour se surveiller, et se rendre compte qu'ils ne doivent céder inconsidérément ni à leurs propres faiblesses, ni aux goûts et aux désirs immodérés des êtres dont ils sont naturellement responsables.

Il n'est pas naturel, ou plutôt il n'est pas physiologique d'avoir des dents mauvaises. S'il y a quelqu'un à qui puisse s'appliquer cette formule, c'est l'enfant. Et pourtant combien voit-on d'enfants, n'ayant que trois ou quatre ans, présenter déjà, sur des dents trop tendres, des caries qui d'emblée atteignent virtuellement les œuvres vives de l'organe. Interrogez les parents, et vous apprendrez que ces petits êtres mangent cinq fois par jour : à 8 heures, à 10 heures, à midi, 4 heures et 6 heures et demie ou 7 heures. On commence par la rôtie anglaise, beurre et pain grillé, préparation qui resterait à elle seule trois ou quatre heures dans l'estomac, ou par un quart de litre de bon chocolat au lait ; on continue à 10 heures par un œuf, seul ou avec du pain. Le repas de midi s'ajoute aux résidus des deux premiers et en fermente d'autant plus rapidement. L'enfant, inoccupé, guidé par les sensations gustatives entrevues, et, d'ailleurs en état d'inertie stomacale, éprouve à 4 ou 5 heures un sentiment de malaise vite attribué à la faim, et calmé par l'ingestion de pâtisseries, de sucreries ou de pain. Il est ainsi conduit jusqu'au dîner, sans que son estomac ait été un seul instant vide, et ait cessé d'être le siège de fermentations. Et encore entre temps s'accumulent dans l'estomac, bonbons, sucreries, pâtisseries. L'appétit, aux vrais repas, fait souvent défaut pour les aliments azotés qui seraient utiles à l'enfant, mais il se retrouve pour les aliments ternaires et les pâtisseries. L'enfant est joufflu, en bon point ; la famille en est fière, et serait bien surprise si on lui disait que cette belle apparence est toute spécieuse et qu'il faudrait au plus tôt consulter un médecin pour introduire un peu de méthode dans l'alimentation.

Aussi n'est-ce pas un médecin, mais un dentiste, qui voit fatalement le petit être. « Comment se fait-il qu'un enfant ait de si mauvaises dents » ? « Je ne croyais pas que les enfants eussent de mauvaises dents ». « Autrefois, les enfants n'avaient pas ainsi de mauvaises dents. Tous ceux que je vois maintenant sont atteints comme le mien. » Et combien de phrases semblables !

Les enfants ont eu de mauvaises dents toutes les fois qu'ils se sont trouvés dans les conditions qui pouvaient les leur mettre en mauvais état, mais je ne serais pas étonné qu'on en vît actuellement un nombre plus grand qu'autrefois. Un peu plus de bien-être, beaucoup plus d'occasions tentantes sous la forme de nombreux pâtissiers, confiseurs. épiciers, une plus grande faiblesse, des ré-compenses dangereuses, un plus grand laisser-faire, vis-à-vis de leurs enfants, de la part de parents désireux de leur faire plaisir ou occupés ailleurs, telles sont les causes pour lesquelles des enfants, placés d'ailleurs dans les meilleures conditions naturelles, éludent et contrarient la nature et se créent un mauvais système dentaire et osseux.

Aussi, n'est-ce pas seulement dans les classes aisées qu'on observe les caries dentaires de l'enfance.

Les enfants d'ouvriers trouvent facilement l'occasion d'ajouter à leurs repas les substances fermentescibles nécessaires pour en faire rester les éléments dans l'estomac un temps plus long qu'il ne conviendrait. Mais souvent aussi, le lait déjà fermenté, les fruits altérés, le beurre plus ou moins rance apportent dans l'estomac des germes trop actifs de fermentation. L'estomac peut se vider en temps utile, tout en versant dans l'intestin des produits dont l'acidité entraînera de la chaux. Le vinaigre est un condiment souvent utilisé dans la classe pauvre. Enfin, j'insiste encore sur la levûre de bière qui entre dans la fabrication du pain, et lui communique les plus nuisibles propriétés.

L'adulte n'est pas moins sujet aux troubles gastriques et aux caries dentaires que l'enfaut. Le beurre, les graisses, l'abus du pain, l'usage du vin ou de l'alcool produisent sur les digestions de l'homme un effet néfaste, qui se répercute sur ses dents. La femme ajoute à ces causes une mauvaise distribution des heures de repas, commence à manger trop tard, et arrive ensuite trop tôt pour tous les repas de la journée, auxquels, par une interprétation erronée du malaise, des pandiculations et bâillements de 4 ou 5 heures, elle ajoute le goûter. Or ce malaise de 4 ou 5 heures trahit non la faim véritable, mais la souffrance et l'inertie gastrique, peut-être la résorption de produits toxiques ou acides, en tous cas s'accompagne de dépression de la circulation. Le thé, en diluant d'une part les résidus de la digestion, en rétablissant d'autre part la pression sanguine, fait disparaître le malaise. Mais il est mauvais de contrarier l'effet utile de cette boisson par l'adjonction d'aliments solides fermentescibles qui viennent augmenter la quantité d'acides déjà élaborés dans l'estomac.

D'après cet exposé, il est facile de conclure que les aliments ne doivent pas séjourner dans l'estomac plus de 4 ou 5 heures, et je suis fondé à croire, d'après la qualité des dents que j'ai observées, qu'une durée de 6 à

7 heures, indiquée comme normale par des auteurs allemands (Leube), dépasse de beaucoup celle pendant laquelle les réactions dans l'estomac restent dépourvues de nocuité.

D'un côté, j'ai montré que les graisses, les amylacés, introduits en abondance, séjournent trop longtemps dans des conditions favorables aux cultures, et aboutissent à la formation de corps déperditeurs d'énergie, tout différents de ceux qui devraient être utiles à l'organisme ; d'un autre, les autopsies légales nous ont renseignés, mieux que les expériences, sur le temps qu'une quantité modérée de viande peut passer dans l'estomac avant d'en être expulsée. Si cette durée de 1 heure et demie à 2 heures paraît faible, c'est que le quantité de viande n'est pas considérable ; il faudra plus de temps à l'estomac pour en digérer une quantité plus grande. Mais la capacité digestive gastrique devant être en rapport avec le volume d'un individu ni émacié, ni obèse, il est peu admissible que la chair musculaire soit obligée de subir pendant 6 ou 7 heures l'action du suc gastrique. Elle y échappe longtemps avant et l'intestin achève de la digérer. Il ne peut donc rester dans l'estomac, à ce moment, que des produits anormaux, et surtout des produits acides, dont l'absorption est loin d'être sans inconvénients pour l'organisme.

Voici à ce sujet l'opinion d'écrivains autorisés : Leube « attribuait avec raison une grande importance à l'heure à laquelle l'évacuation de l'estomac était complète. Il faisait prendre au malade une assiettée de soupe, un beefsteack et un petit pain. Avec ce repas d'épreuve, l'estomac normal devait être complètement vide au bout de six à sept heures.

« En somme, on peut très bien se contenter de rechercher au bout de combien de temps se fait l'évacuation de l'estomac après un déjeuner ordinaire, modérément copieux.

« S'il y a encore une quantité notable de liquide et de détritus alimentaires au bout de six à sept heures, on pourra conclure à l'insuffisance de la motricité stomacale (1) ».

J'ai dit pourquoi on ne devait pas regarder comme normale la longue durée du séjour acceptée par Leube. M. A. Mathieu, pour qui elle excède évidemment le temps physiologique, met sur le compte de la motricité gastrique ce qu'il faudrait sans doute reporter

(1) A. Mathieu. Mal. de l'estomac et de l'intestin, p. 104.

sur les troubles digestifs antérieurs, passés inaperçus.

Voilà comment, sans qu'il y ait d'à-coups dans la santé d'un individu, sans qu'il cesse pour ainsi dire de vivre physiologiquement, les circonstances en apparence normales de sa vie le privent, à certains moments et pendant un temps variable, non seulement de la chaux qu'il devrait assimiler, mais même de celle qui déjà fait partie de lui-même. Si à ce moment on cherche la phosphaturie, on la trouvera. Mais s'il y a des périodes d'amélioration digestive, où l'estomac n'est plus surchargé de substances fermentescibles, les dents cesseront de faire mal, la phosphaturie n'apparaîtra pas, même chez un sujet ostéo-malacique.

Constatons donc seulement que de tels malades ne perdent pas continuellement de l'acide phosphorique en 'excès, mais ne cessons pas de les considérer comme des gens dont la chaux et l'acide phosphorique sont passés par les urines, à des époques où ils n'ont pas eu affaire à nous. Comme conséquence, abandonnons franchement le principe de la continuité de la phosphaturie, et rendons-nous compte des circonstances qui déterminent la diminution du taux calcaire du squelette. L'antinomie existe non dans les faits, mais dans nos conceptions. N'est-il pas utile de mettre d'accord les uns et les autres ?

Afin qu'on ne pût attribuer la perte de chaux à aucune autre cause que celles que j'ai indiquées, et qui sont suffisamment nombreuses et fréquentes, j'ai choisi comme exemple un individu bien calcifié, c'est-à-dire *normal*.

Mais si ce type existe, peut-être d'une façon prédominante, en France, il en est aussi de tout différents qui n'ont pu se constituer ni des dents durables ni des os normaux. Rencontrés comme exception au milieu d'une population bien calcifiée, ils sont au contraire, dans certaines régions, l'immense majorité de la population.

Aussi, à une ressemblance aussi étendue, serait-on tenté de donner un caractère de race s'il n'était plus satisfaisant d'y chercher encore des conditions semblables d'alimentation. Le cidre acide est, en Normandie et en Bretagne la cause la plus tangible d'hypocalcification. Les dents sont abrasées, à 20 ans, chez les habitants des deux sexes du Bocage Vendéen. Elles arrivent assez rapidement à cet état dans des villes comme Lyon,

Genève, dans nombre de régions pyrénéennes, dans le Morvan. En cette dernière partie de la France, les conditions d'étude se simplifient en ce sens que la population des campagnes, encore à l'heure actuelle, ne fait usage à l'ordinaire d'aucune boisson fermentée. Il y a donc lieu de penser que l'hypocalcification y est dûe à une insuffisance primitive de la chaux dans l'alimentation, constituée principalement par le pain et les pommes de terre. Depuis vingt-cinq ou trente ans, l'introduction de la chaux dans la culture a cependant modifié les propriétés du sol : le blé peut remplacer presque partout maintenant le seigle et le sarrasin.

CHAPITRE IV

Le bicarbonate de chaux de l'eau et le squelette. Expérience de Boussingault. Le mot calcaire ne s'applique qu'au carbonate de chaux. Que signifie l'expression « eaux presque exemptes de sels de chaux ? » Il faut peu de bicarbonate de chaux dans l'eau, parce qu'elle dépose en bouillant du carbonate sur divers aliments. Les pays qui n'ont pas d'eau calcaire suffisent difficilement a l'édification du squelette de leurs habitants.

Ce qu'il peut y avoir de carbonate de chaux dans le pain fait avec de l'eau calcaire. Expériences favorables sur les animaux avec le carbonate de chaux (Weiske, Lehmann).

L'usage du carbonate de chaux alourdit le squelette de l'homme. Calcification latente. Prédilection des carnivores pour les os. Le phosphate de chaux en suspension dans le lait, grace a la caséine. Les sels de chaux a employer sont les sels insolubles : carbonate et phosphate ; le seul sel soluble utile est le bicarbonate.

Les aliments présentent très souvent un déficit en chaux (A. Gautier), et l'eau de boisson devrait combler ce déficit. En certaines régions elle ne contient pas de chaux. Comment peuvent être faussés les résultats d'une alimentation normalement riche en sels de chaux. Difficulté d'établir la ration calcaire.

Bonnes dents comme exception en terrain privé de chaux. A l'usage des sels de chaux, il faut joindre une hygiène digestive qui n'en fasse pas perdre. Nécessité de l'évacuation stomacale, au moyen d'un verre d'eau bicarbonatée calcique pris une demi-heure ou trois quarts d'heure avant chaque repas. Interprétation des sensations qui donnent lieu a l'usage du gouter. Erreur sur le rôle de l'acide carbonique. Les eaux, mêmes carboniques, a bases terreuses. ne dilatent pas l'estomac, on peut en boire dès trois heures après un repas. La faim normale.

Ainsi qu'on vient de le voir, la nature n'offre pas toujours à l'homme les conditions naturelles de calcification normale. Dans ce cas, quelques individus seulement, modifiant par goût le régime ambiant, introduisent dans l'organisme une plus grande quantité de chaux, qu'ils empruntent aux animaux, et se font de la sorte une constitution à part, dont il est certainement intéressant d'étudier la raison. Mais on comprendra très bien que cette raison, déjà visible par différence avec le milieu, n'est pas celle qui agit à l'insu de tous sur les habitants d'une région entière.

Or, il résulte d'une expérience faite par Boussingault, que le bicarbonate de chaux de l'eau de boisson non seulement suffit, comme je l'avais pensé d'après Beaunis, à entretenir le squelette des animaux, mais encore aide fortement à sa formation. Avec le moins de chances d'erreur possible, Boussingault a établi, par comparaison avec deux porcs antérieurement sacrifiés, qu'un excédent de 140 grammes de chaux dans le squelette d'un troisième pouvait être attribué, pour 98 grammes, aux aliments solides, et pour les 42 grammes restants, au bicarbonate de chaux de l'eau absorbée. L'analyse de l'eau montra qu'elle en avait fourni 180 grammes, tandis que les aliments solides ingérés en contenaient 98 grammes. Ainsi était démontrée l'utilité possible d'un sel très répandu dans les eaux de la surface terrestre.

La donnée était-elle applicable à l'homme? Sans doute, puisque, dans la Nièvre encore comme je l'ai montré, mais cette fois en terrain jurassique calcaire et non en terrain granitique, on trouvait associés les deux termes : dents de bonne qualité et eaux bicarbonatées calciques. D'après M. A. Gautier, l'opinion de Boussingault n'a cependant pas été acceptée par tous les hygiénistes (1). « Quelques-uns ont fait remarquer que des populations entières se trouvaient bien d'eaux de boisson presque exemptes de sels de chaux ». Sous cette forme, la question ne pourrait jamais être résolue.

Il y aurait lieu :

1° De distinguer entre les sels de chaux. Les seuls qu'on rencontre d'une façon habituelle et normale dans les eaux de source sont le bicarbonate et le sulfate de chaux. Il se trouve que l'expression de terrain calcaire a toujours été appliquée exclusivement à la forme carbonate, et je conserverai cette signification, afin de ne pas créer de confusion. J'élimine ainsi tout de suite le sulfate de chaux, dont les propriétés sont entièrement opposées à celles du bicarbonate : il décalcifie. Et, conformément à l'usage, je ne

(1) A. Gautier. *L'Alimentation et les régimes.*

dénommerai calcaires que les eaux bicarbonatées calciques.

2° De s'entendre sur ce qu'on appelle : eaux presque exemptes de sels de chaux. En hydrologie médicale, en effet, on ne tient compte que de celles qui en renferment une quantité notable. Et encore, si l'on consulte les analyses de M. Willm, il est facile de s'apercevoir que dans les eaux chargées de plusieurs principes, la dénomination ne fait mention de la chaux que si le bicarbonate s'approche de 1 gramme par litre. Au-dessous de 0 gr. 40, une eau pourvue de bicarbonate de chaux n'est plus minérale et ne paraît plus regardée comme ayant de l'influence sur la santé. On donne couramment, comme indifférente, l'eau d'Evian, dans laquelle on en trouve 0 gr.28, et la cure d'Evian consistant en l'absorption de cinq bouteilles par jour, on ne remarque pas qu'on fait passer ainsi par l'organisme plus de 1 gramme de sel utile.

3° De faire observer que la calcification normale peut être obtenue de plusieurs manières : dans des contrées ou des villes dont l'eau d'alimentation est privée de sel calcaire, il existe des gens qui jouissent de bonnes dents, grâce à des habitudes particulières que nous verrons plus loin.

4° De s'informer de l'état des populations qui paraissent se trouver bien d'eaux presque exemptes de sels de chaux. En aucune terre fertile la chaux ne manque totalement, mais elle est en quantité variable. Les terrains granitiques eux-mêmes en fournissent assez pour construire le squelette des habitants, mais un squelette dont l'insuffisance est décelée par le mauvais état des dents. Dans une certaine région de la Forêt-Noire, la proportion naturelle de chaux est si faible que ni les animaux domestiques ni l'homme n'arrivaient à s'y constituer normalement. Le rachitisme, l'ostéomalacie sévissaient à l'envi sur la population et le bétail. Humains et bêtes n'avaient qu'une taille restreinte. L'importation des scories de déphosphoration a changé toutes ces conditions. Mais cela montre que nous pouvons vivre dans des circonstances très défavorables, non sans en être victimes. Quant aux animaux, il est permis de supposer qu'ils ne subsistent que grâce au travail humain. Livrés à eux-mêmes et libres, ils fuiraient ces herbages de terrains siliceux et humides qui n'ont ni odeur ni saveur et chercheraient des régions dont les produits sapides convinssent à leur goût et fûssent propres à leur entretien. Forcés de consommer des plantes où les principes qui leur seraient nécessaires sont en quantité insuffisante, ils pâtissent de ce défaut sans pouvoir le corriger. La faune d'un pays reflète les conditions d'existence qu'elle y trouve. Incapable de changer le terrain, elle ne vivrait et ne se perpétuerait pas là où elle n'aurait pas à satisfaire à toutes les aptitudes héréditaires, parmi lesquelles il faut compter en premier lieu la taille.

La nécessité de trouver dans le sol ou ses produits les propriétés utiles au développement normal de l'homme n'a sans doute pas été pour rien dans ce fait que nous sommes redevables aux terrains calcaires des traces de son existence préhistorique. Animaux, plantes, habitation sous forme de grottes, eau calcaire agréable au goût, tout se rencontrait pour l'y attirer et l'y retenir. Pourtant l'eau n'a, dans ces conditions, que 0 gr. 15 à 0 gr. 20 de bicarbonate de chaux.

5° Enfin d'étudier de près le rôle caché du bicarbonate de chaux contenu dans l'eau. Afin d'éviter toute discussion possible au sujet de l'appellation de bicarbonate, je ferai remarquer qu'en faveur de l'entité de ce sel on peut invoquer sa décomposition, sa dissociation à une température voisine de 90 degrés, alors que l'acide carbonique libre, grâce auquel pourrait être dissous le carbonate de chaux, s'échapperait beaucoup plus tôt. On a donc bien le droit de continuer à lui donner le nom de bicarbonate. On ne signale pas, d'ailleurs, d'acide carbonique en liberté dans les eaux de surface et je n'envisage pour le moment que celles-là.

Si pour l'homme on s'en tenait à la formule de Boussingault, c'est-à-dire si l'on ne comptait que l'eau absorbée en boisson, la dose infime de chaque jour ne suffirait sans doute pas à l'établissement ou au maintien de l'équilibre calcaire. Les eaux usuelles les plus chargées en bicarbonate de chaux n'en possèdent guère, en effet, que 0 gr. 30 par litre. C'est la teneur approximative des eaux de Lisieux, de Châteauroux. Mais la moyenne atteint rarement ce chiffre, et une proportion de 0 gr. 20 est suffisante pour l'alimentation.

Souvent, à mes interrogations, il a été répondu d'un ton vainqueur : « Je ne bois pas d'eau ».

Mais l'homme n'emploie pas l'eau seulement en boisson, il ne faut pas l'oublier. Aux habitants pauvres des campagnes que j'ai en vue actuellement, elle sert à faire cuire les divers légumes de la soupe ou du repas, sur lesquels elle dépose le carbonate de chaux dissocié avant l'ébullition, et plus il s'est évaporé d'eau, plus le dépôt est abondant. D'autre part, la petite quantité de chaux que peut renfermer le pain est due à l'emploi pour l'hydratation de la farine d'une assez grande quantité d'eau bicarbonatée calcique, qui, évaporée ensuite par la cuisson, laisse dans la pâte du carbonate de chaux.

Cependant, analyses en main, le pain ne contient pas ou presque pas d'acide carbonique, et voici en effet des chiffres empruntés au livre de M. A. Gautier (1), et qui indiquent, d'après Rivot, la composition par gramme de *cendres*, des matières minérales qui en font partie :

Bases alcalines......	0,211	à 0,272
Chaux.............	0.111	à 0,144
Oxyde de fer.......	0,043	à 0,05i
Cl (exprimé en HCl)	0,065	à 0,039
SO^3...............	0,010	à 0.007
P^2O^3..............	0,500	à 0,438
CO^3..............	»	à 0,003
Silice.............	0,016	à 0,019
Sable et argile......	0,040	à 0,021

(1) *Loc. cit.*, p. 202.

Il peut paraître extrèmement surprenant que les cendres d'une matière hydrocarbonée ne donnent pas davantage d'acide carbonique. L'auteur ne pouvait avoir pour but de doser ce gaz, car alors il n'aurait pas soumis le pain à une température capable non seulement de chasser l'acide carbonique libre qui y existe de par la fermentation, mais encore de dissocier les carbonates comme on dissocie le carbonate de chaux pour en obtenir l'oxyde. De quelque manière qu'on interprète sous ce rapport les deux guillemets de la première analyse, qu'ils représentent 0,500 ou simplement O, les données sur ce point ne conduisent par elles-mêmes à aucune conclusion. On ne peut d'ailleurs savoir si le CO_2 mentionné est un produit de calcination du pain ou un reste de carbonate non décomposé. *Pour le moment la seule considération à retenir est la présence forcée de carbonate et peut être même de bicarbonate de chaux*, dans du pain fait avec une eau qui contient ce dernier corps.

Ainsi, la pâte crue comportant autant d'eau *ajoutée* que de farine, il s'ensuit que dans 500 grammes de pâte on aura la quantité d'eau suivante :

Eau de fabrication............... 250 gr.
Farine 250 gr. contenant 18 p. 100
  d'eau,..................... 45 gr.
                              ——————
                              295 ou 59 p. 100

Après cuisson, le bon pain ne devant plus contenir que 33 p. 100 d'eau, les cinq cents grammes de pâte auront perdu 130 gr. d'eau et seront réduits à un poids de 370 grammes. Si nous supposons que l'eau de fabrication contienne 0 gr. 20 de bicarbonate de chaux par litre, le quart de cette quantité restera donc dans 370 gr. de pain; dans 500 grammes, il y en aura 0 gr. 067, dans 1 kilogr. 0 gr. 134.

La source de St-Clément près de Montpellier, dont l'eau contient environ 0 gr. 40 de bicarbonate de chaux par litre en laisserait dans le pain une quantité double, c'est-à-dire 0 gr. 134 par 500 grammes ou 0 gr. 268 par kilogramme de pain. On ne saurait donc nier, ni la présence ni l'importance de la chaux carbonatée dans le pain.

On invoque l'inutilité possible du carbonate de chaux. Le professeur Gautier admet qu'il peut arriver à faire partie de l'organisme animal; mais le plus grand nombre des médecins le considèrent et l'emploient uniquement comme un adjuvant de la digestion, et au même titre que le bicarbonate de soude pour neutraliser les fermentations stomacales acides. Il y a pourtant des preuves très nettes que son rôle est plus important ; *Weiske*, suivant M. Chabrié. (1) *vit que dans le cas d'une alimentation exclusive d'avoine, chez des herbivores, il n'y avait que le carbonate de chaux qui eût une influence sur le développement et sur la composition des os* ».

« Lehmann (Chabrié) a montré que les animaux nourris de phosphate de potassium sans chaux *avaient les os poreux et légers*, tandis que ceux qui, tout en en faisant usage, consommaient à la fois du phosphate et du carbonate de chaux, ne présentaient aucune particularité ».

Un de mes collègues d'internat, le docteur L...., dont les dents étaient très tendres et très sensibles, au lieu de prendre, comme je le lui avais demandé, du phosphate tricalcique, se contenta de « neutraliser ses fermentations » avec deux grammes par jour de carbonate de chaux. Au bout de deux ans, ses dents étaient devenues dures, lui-même se trouvait plus lourd dans l'eau quoiqu'il eût

____

(1) Chabrié. *Phénomènes chimiques de l'ossification*. Steinheil. Paris 1895.

légèrement engraissé, et sa mère, soumise au même régime, m'apprenait qu'elle n'avait plus en nageant la sensation d'être tirée hors de l'eau.

Pour savoir s'il est permis d'attribuer ce résultat au métal calcium, il n'y a qu'à le comparer à celui qu'on obtient avec le bicarbonate de soude. Dans ce cas, en effet, les acides de fermentation ou l'acide chlorhydrique sont bien saturés et ne nuisent plus à l'estomac, mais les dents se carient et s'ébrèchent avec rapidité. Il faut se rappeler de plus que ce sel favoriserait la formation d'acide lactique en alcalinisant le milieu.

On a souvent répété que l'eau de Vichy naturelle et celle qu'on fabrique par dissolution de bicarbonate de soude n'ont pas les mêmes propriétés. C'est encore qu'on a négligé dans l'eau naturelle la présence de 0 gr. 45 à 0 gr. 50 de bicarbonate de chaux, proportion évidemment minime si on la compare à celle du bicarbonate de soude, mais suffisante pour modifier les propriétés de l'eau.

Il n'est pas inutile de rappeler que les analyses des os ont décelé dans ces organes la présence de carbonate de chaux. D'après Boussingault, ce carbonate se trouverait dans les nouvelles couches osseuses, d'où il disparaîtrait peu à peu, l'acide carbonique étant remplacé par l'acide phosphorique.

Tant de raisons semblent mettre hors de doute l'importance du bicarbonate de chaux de l'eau d'alimentation pour notre calcification naturelle, celle que j'appelle « latente » parce qu'elle n'est pas à première vue reconnaissable. Que le sel reste dissous dans l'eau, et pénètre dans l'organisme, soit à cet état soit en partie à celui de chlorure, ou qu'il soit précipité par la chaleur et introduit à l'état de carbonate dans l'estomac et de chlorure dans le sang, son efficacité ne paraît pas contestable.

De ce que je viens de dire découle la nécessité d'abandonner, lorsqu'on veut obtenir la calcification, les phosphates solubles de chaux et l'idée qu'ils sont seuls assimilables. Et le nombre des sels de chaux utiles, insolubles, bien loin d'être indéfini, se réduit à deux : le carbonate et le phosphate.

Je dois à ce dernier une mention spéciale, car le travail très serré de MM. Gilbert et Posternack (1) a pour but de l'éliminer de la thérapeutique (je devrais dire de l'alimentation). Pour rester fidèle à mon point de dé-

(1) Gilbert et Posternack. *Médication phosphorée.*

part, l'imitation de la nature, je ne citerai ni expériences ni calculs, et me bornerai à faire remarquer.

1º Que les carnivores ont une prédilection marquée pour cet aliment frais ; que les chiens, en particulier, y trouvent la source de leurs dents solides ; que ces dents se carient chez ceux de ces animaux auxquels on supprime les os.

2º Que dans le lait, le phosphate existe, contrairement à ce qu'on pourrait croire, non sous la forme soluble, mais comme l'indique M. Bourquelot, sous forme de phosphate insoluble en petites masses amorphes, maintenues en suspension grâce à la caséine. Le lait contient en outre en dissolution du phosphate de magnésium en petite quantité et un excès de sels de chaux.

Aussi, grâce à ces constatations, la calcification du nourrisson qui, jusqu'à présent, aurait pu paraître s'opérer uniquement à l'aide de sels solubles, rentre-t-elle dans les conditions de celles de l'adulte.

3º Après avoir abandonné d'abord le bicarbonate, puis le phosphate tribasique de chaux pour les phosphates acidifiés et les glycérophosphates, et en présence d'insuccès manifestes de ces derniers, au point de vue du résultat que je voulais obtenir, en présence aussi de leur élimination rapide par l'urine, j'ai été ramené au phosphate insoluble par une observation que j'ai citée dans ma thèse. C'est celle d'une jeune femme qui eut en trois ans trois grossesses conduites à terme et une terminée à six mois. Pendant tout ce temps, je fus sans nouvelles de cette personne. Lorsqu'elle revint, je constatai que ses dents étaient plus dures que lorsque je l'avais soignée avant son mariage. Chaque enfant ne lui avait donc pas « coûté une dent ». Or, au début de son mariage, j'avais donné à son mari le conseil de lui faire prendre du phosphate de chaux en cas de grossesse et pendant la lactation. Mais j'avais ajouté : lacto ou chlorhydro-phosphate. Elle prit simplement, et pendant trois ans, du phosphate tricalcique. Son état général n'avait nullement été affaibli par cette succession extraordinaire de gestations.

Il n'est donc pas niable que lorsqu'on prend le composé saturé de chaux, il en reste quelque chose de très appréciable dans l'organisme. On ne peut pas en dire autant des autres composés, à moins qu'ils ne se trouvent, au niveau des os, en rapport avec un autre élément de chaux qu'ils s'adjoignent. Que le phosphate tribasique ne soit utile lui-même que grâce à cet excès de chaux, cela est possible, et on peut croire que c'est en effet la base qui est surtout utile dans ce cas.

Or, il se rencontre des circonstances où le phosphate des os est la seule source de la calcification, qu'il soit pris sous forme naturelle ou sous forme de poudre pharmaceutique. Lorsque la nature ne fournit pas de chaux, cette circonstance peut donc être mise à profit.

Pourtant, doit-on admettre que l'acide phosphorique du phosphate est complètement inutile ? Cette opinion est certainement affaiblie par le fait que le lait contient le phosphate sous forme insoluble.

Il serait certainement très utile de savoir d'une manière précise ce que nous devons prendre de chaux par jour. Déjà fait pour l'acide phosphorique, ce calcul l'a été également pour le métal, et se base sur ce que l'homme reçoit et perd *en moyenne*.

Cette donnée ne me semble pourtant valable que pour fixer les idées et empêcher les doses extrêmes. En la suivant à la lettre, il se pourrait qu'on atteignit de bons résultats, mais aussi qu'on en eût de détestables.

Il est bon de faire usage des formules avec le correctif de la surveillance, et de l'obéissance aux indications.

Je prendrai comme exemple les chiffres que donne M. A. Gautier, dans son livre si remarquable sur l'alimentation et les régimes. L'auteur a l'intention de mettre en lumière l'insuffisance de la chaux dans nos aliments solides, et l'obligation où nous sommes d'en emprunter le surplus à l'eau de boisson. Complètement adhérent à son avis, puisque j'ai signalé moi-même cette nécessité dans ma thèse en 1900, je fais la critique de la formule qu'il donne, seulement pour montrer en quoi elle peut se trouver défectueuse relativement à la chaux, d'abord pour Paris, ensuite pour d'autres pays, et de combien on pourrait se tromper en se guidant uniquement sur elle pour les recettes et pour les dépenses.

M. A. Gautier établit de la façon suivante la ration de chaux nécessaire à l'homme :

« Un homme, de sa naissance à dix-huit ou vingt ans, construit son squelette. Si l'on tient compte que les os frais contiennent 36 p. 100 de chaux et qu'un squelette d'adulte pèse environ 5 000 grammes, on voit que les os d'un homme fait ont emmagasiné au minimum 1.800 grammes de chaux en dix-huit années, soit en moyenne 0 gr. 250 de chaux par jour.

« Ce n'est pas tout : l'adolescent perd, en moyenne, par ses urines de 24 heures, 0 gr. 360 de chaux, et il en rejette encore 0 gr. 220 avec ses excréments. Les besoins journaliers en chaux seront donc :

	CaO
Pour la formation du squelette.......	0.250
Perdu par les urines.................	0.220
par les féces.................	0.330
Total.............	0.825

Or, l'adolescent reçoit journellement par son alimentation moyenne :

	CaO
Pour 260 gr. de viande fraîche	0.080
500 gr. de pain.................	0.250
60 gr. de légumes secs	0.135
200 gr. de légumes frais.......	0.300
Soit.............	0.765

« Il est donc obligé d'emprunter à l'eau le supplément de chaux qui lui manque, soit 0 gr. 065 au moins par jour. Mais dans combien de cas la ration alimentaire est-elle insuffisante et les apports de chaux plus faibles que ce que nous indiquons ici ! »

L'auteur reconnait lui-même que les apports de chaux peuvent être moindres et devront être compensés par l'eau de boisson. Mais examinons chaque partie de la formule.

1° Si elle n'est pas applicable à tous pays, c'est que nos aliments n'ont pas partout la même proportion de chaux, ce que veut dire implicitement la même phrase que je viens de citer. La quantité de chaux varie notablement dans la viande, le pain et les légumes. Le pain reçoit de l'eau de fabrication, à l'état minéral, une certaine partie de sa chaux. Dans les régions privées d'eau bicarbonatée calcique, il se constitue de ce fait un déficit important et continu. Quant aux légumes, il suffit de lire les essais de culture faits avec engrais artificiels variés pour comprendre qu'ils absorbent les sels qu'on a mis à leur portée, et que s'il se trouve très peu de chaux dans le sol, ils se formeront avec la petite quantité de cet élément dont ils peuvent disposer. D'où un autre déficit, également continu. Or, c'est précisément dans les régions dont la terre est presque entièrement privée de chaux que l'eau s'en trouve également dépourvue. On voit donc l'impossibilité dans ce cas, de parer au défaut de chaux des légumes par le bicarbonate de l'eau de boisson.

2° Le pain suffisamment calcaire fait dans les campagnes par chaque famille avec la vieille méthode du levain sera certainement bien utilisé. Il n'en est pas ainsi en ville : là, les boulangers (certains boulangers) employant encore le levain font uniquement avec cet agent la première fournée de pain et en gardent une partie comme levain ultérieur. Mais les fournées suivantes comportent une proportion de levûre de bière d'autant plus élevée que le pain est plus beau, c'est-à-dire plus blanc (1).

On peut se rendre compte de la différence à l'odeur aigrelette du pain blanc. Aussi, le pain dit « riche » fermente-t-il beaucoup plus vite que le pain ordinaire, et j'ai déjà iusisté sur l'influence néfaste de ces fermentations. Elles seraient énormes pour 500 grammes de pain de cette nature.

Or, nous avons admis, avec M. Gautier, que cette quantité fournit 0 gr. 250 de chaux à Paris. Laissant de côté toute observation au sujet de ce chiffre, je remarquerai seule-

(1) D'autres boulangers emploient exclusivement la levûre de bière.

ment que, indépendamment de l'eau, on ne retrouvera pas partout la même composition du pain. Emile Wolff donne, pour 1000 kilos de froment, une quantité de chaux égale à 0 k. 500. Cela fait 0 gr. 50 par kilogr. de froment, c'est-à-dire 0 gr. 250 pour 500 grammes. Mais que restera-t-il après le blutage, lorsque le son aura emporté presque toute la chaux ? Et quel sera l'effet des fermentations, si l'eau de fabrication ne corrige pas sensiblement ce défaut ?

3º Rien n'empêche d'ajouter, au régime que je prends comme type, de ces substances sapides et répandues, d'usage ancien comme le vinaigre, ou plus récent comme l'orange, qui font partie de l'existence d'un si grand nombre de gens. Il s'ensuivra encore une diminution de la valeur calcaire de la formule.

Et il n'a pas été question de l'alcool, du beurre et des autres graisses, les parésiants de l'estomac, qui favorisent les fermentations par l'augmentation de la durée du séjour dans l'estomac ; du sucre, qu'on ajoute encore aux substances fermentescibles ; de toutes les autres causes de décalcification, dont j'ai démontré l'action cachée.

On voit par là que je ne saurais indiquer

une dose fixe de chaux pour compenser des pertes qui n'ont pas elles-mêmes ce caractère.

Mais, grâce à l'étude du régime des gens bien calcifiés, on peut affirmer que l'excès de chaux est plus rarement nuisible qu'on ne pense.

L'étude de la production des calculs par suite de l'usage d'eaux trop calcaires, comme paraissent être celles d'un certain quartier d'Avignon, gagnerait à être abordée avec des vues différentes de celles qui ont fait établir entre ces faits une relation directe de cause à effet.

Telles sont les conditions qui régissent le développement et l'entretien du squelette en terrain calcaire, c'est-à-dire les conditions de la calcification latente. Cela n'empêche pas certains individus d'ajouter à leur régime, déjà suffisant, des aliments très riches en chaux. On ne s'en aperçoit guère à leur calcification, puisqu'elle est normale ; mais on voit très bien l'effet de pratiques semblables en terrain privé de chaux, et l'on rencontre de la sorte des gens bien calcifiés au milieu d'une population ostéocique. Il suffit d'interroger les sujets de ces exceptions pour découvrir la raison qui les fait pour ainsi dire sortir du milieu où ils vivent. L'usage des œufs dans ce cas ne suffit pas. Ils y joignent l'habitude d'ingérer du phosphate tricalcique sous toutes sortes de formes : os de gibier, épiphyses d'os de volaille et de mammifères jeunes, petits poissons frits, sardines, etc. Avec cela, une sobriété assez grande pour que l'ingestion de ces substances ne soit pas rendue inutile par les fermentations. Ici, la calcification n'a plus d'origines cachées ; la chaux est prise sous une forme ostensible et reconnaissable.

En somme, les conditions de la calcification se réduisent : 1° à l'usage de la chaux fournie par la nature et inconsciemment absorbée avec les aliments ; 2° à l'habitude de prendre de la chaux sous une forme visible et reconnaissable ; 3e à l'observation d'une hygiène digestive telle que les sels de chaux introduits ne soient pas éliminés par suite de l'acidité du bol alimentaire, acidité dont la cause est tantôt palpable, tantôt difficile à dépister.

J'ai assez insisté sur le séjour trop prolongé des aliments dans l'estomac pour en montrer toute l'importance nuisible, même lorsque ce phénomène n'arrive pas à créer une stase permanente. Lorsque le médecin intervient, il a soin d'évacuer l'estomac. M. Faucher a eu pour cela l'ingénieuse idée d'employer le tube qui porte son nom et qui a été plus ou moins modifié. Mais l'évacuation par le haut, dont les avantages ne sont pas niables, a l'inconvénient de n'être pas physiologique ; aussi l'applique-t-on de moins en moins.

Il m'a semblé plus naturel, après l'avoir personnellement expérimenté, de généraliser un procédé indiqué par M. Aud'houi, dans des leçons sur les eaux minérales. « Je ne laisse jamais, disait M. Aud'houi mes malades manger (à Vichy) si leur estomac n'est pas vide, et je leur fais prendre, pour obtenir ce résultat, un verre d'eau de Vichy une demi-heure avant le repas. » Ce sont les avantages et la nécessité de cette pratique que je veux défendre maintenant. Lorsque, à 4, 5 ou 6 heures du soir selon les cas, l'inertie complète de l'estomac donne la sensation de vide cérébral, d'inanition, quelquefois un début de migraine, l'administration d'un verre d'eau ordinaire, même non calcaire, a l'heureux effet de diluer les acides formés ou l'acide chlorhydrique sécrété, et est suivie d'un travail stomacal perceptible, qui se termine souvent par une évacuation partielle dans le duodénum, au bout d'une demi-heure environ. Le verre d'eau éveille en un mot les contractions du muscle. L'eau bicarbonatée calcique non gazeuse a sur l'eau pure l'avantage de neutraliser, comme l'eau de Vichy, les acides formés, et de solliciter l'estomac d'une manière plus physiologique. Mais j'ai déjà dit que la neutralisation des acides de fermentation ou autres par le bicarbonate de soude n'empêchait sans doute pas ces acides de se combiner avec de la chaux dans l'organisme, puisque l'usage du bicarbonate de soude dans ce cas n'arrête pas les caries dentaires. Il faudra donc choisir, pour une action énergique, une eau minérale bicarbonatée calcique, dont Saint-Galmier nous offre un type précieux, riche à 1 gr. 02 de bicarbonate de chaux. L'efficacité de pareilles eaux, au point de vue de l'évacuation, est comparable à celle de l'eau de Vichy.

On a dit et répété que l'action sédative de cette dernière sur l'estomac tenait à son gaz acide carbonique. Le gaz est en effet le seul corps dont la présence soit frappante dans les eaux qui en contiennent à l'état libre, mais l'opinion qui lui attribue l'apaisement des brûlures, et des spasmes qui les accompagnent quelquefois, date d'une époque où les médecins s'occupaient peu de chimie, et n'est plus acceptable à l'heure actuelle. Elle a pourtant donné lieu à cette erreur, qu'un verre d'eau *de Seltz artificielle* pris le matin rétablit l'estomac troublé par une mauvaise digestion.

On éprouve parfois une certaine résistance à faire accepter une eau minérale gazeuse à bases terreuses ou alcalines, et la dernière raison donnée, cachée souvent sous des appréciations personnelles et fantaisistes, est que l'acide carbonique dilate l'estomac. L'usage d'eau de Seltz artificielle, oui, parait dilater l'estomac, et ne serait en aucune façon favorable, parce que cette eau souvent acide ne contient pas de quoi satisfaire aux besoins de l'organe en annihilant l'acidité de son contenu. Mais dans ce cas même, ce n'est pas l'eau qui le dilate : le pylore ne s'ouvre pas pour laisser passer un bol alimentaire de réaction semblable.

Qu'on change cette réaction au moyen d'un verre d'eau calcaire ou sodique, et le sphincter ne s'opposera plus au passage.

Il ne faut pas, a-t-il été dit, boire entre les repas, pour ne pas dilater l'estomac. Je viens de répondre, implicitement, à cette assertion en montrant le rôle de l'eau dans ce cas, et quelle eau il faut employer. Et non seulement on peut boire une heure avant un repas, mais déjà trois heures après, surtout s'il y a déjà des fermentations. L'eau ainsi ingérée ne séjourne pas longtemps dans l'estomac : elle est éliminée rapidement, après avoir accompli pourtant son rôle salutaire.

Ce nettoyage de l'estomac fait très vite reparaître la sensation de faim normale, ce qui tendrait à prouver que l'organe est plus intéressé qu'on ne pense dans la production de cette sensation. La faim normale ne cause aucune douleur, ne doit s'accompagner d'aucune lipothymie, d'aucun besoin immédiat de manger. Elle n'est pas arrêtée presque aussitôt par l'ingestion des aliments, dont le dégoût suit la sensation de faim criante éprouvée par un estomac malade et non évacué.

De plus, l'eau introduite dans la circulation avant un repas calme la soif qui ne manque presque jamais de se produire pendant sa durée, et prévient la dilution trop considérable du contenu stomacal.

En résumé, dans un régime de calcification, l'évacuation de l'estomac avant les repas est d'une importance capitale. Je n'y ai tant insisté que parce que les auteurs emploient à cet égard des formules de conviction trop faible pour le cas qui nous occupe : « *le mieux* est évidemment de n'absorber des aliments que lorsque l'estomac est vide » (1). l'estomac ne doit « recevoir, *en général*, de nouveaux aliments qu'après s'être débarrassé du repas précédent (2). » Les seuls cas où l'on puisse permettre des repas subintrants sont ceux où l'on veut décalcifier. Ici, c'est l'opposé que nous cherchons.

(1) Spillmann in Thérapeut. appliq. de A. Robin, t. XII. p. 18.
(2) A. Gautier. *loc cit*.

CHAPITRE V

« Déminéralisation » et décalcification. Mémoire a l'Académie de médecine en février 1904. Observations de tuberculeux guéris avec dents dures. Comparaison avec la guérison spontanée. Tuberculoses pulmonaire, laryngée, épididymaire. Intervention dans plusieurs cas par les sels calcaires. Essai de décalcification sur les chiens. Premier essai d'immunisation de cobayes par la chaux, deuxième essai d'immunisation de cobayes. Mort des témoins. Des six qui doivent vivre, cinq me sont restés pendant 15 mois ; l'un d'eux est mort il y a un mois (aout 1905), un deuxième le 27 septembre.

Pour M. Alb. Robin et ses élèves, c'est « déminéralisation » et non décalcification qu'il faut dire, et cela représente en effet une idée différente. C'est pour cette raison que je conserve cette dernière, la chaux étant, dans notre alimentation, notre assimi-

lation, l'élément le plus fréquemment insuf-
fisant.

Partant de ce principe, je m'exprimais ainsi
dans un mémoire adressé en février 1904 à
l'Académie de médecine de Paris :

« Lorsque la notion de la curabilité de la
tuberculose se répandit, il me fut donné
d'examiner les dents de plusieurs personnes
qui avaient subi une atteinte sérieuse de cette
maladie, et dont la santé ne laissait à ce
moment rien à désirer. Je fus frappé de trouver à ces dents une consistance remarqua-
blement dure. Vers la même époque (1896)
j'observai une jeune fille de 16 ans aux dents
très tendres, et qui mourut phtisique deux
mois après mon examen.

Avec l'idée que l'état des dents se rattache
à l'état général je ne pouvais manquer de
faire un rapprochement entre la résistance
des premiers sujets et la disparition rapide
du second. D'autres observations vinrent
plus tard à l'appui de cette façon de voir, et
comme je donnais à mes patients du phosphate tricalcique pour leurs dents, je n'hési-
tai pas à le conseiller à ceux d'entre eux qui
étaient en puissance de tuberculose, sans leur
faire part de l'espoir que j'avais d'aider ainsi
à leur guérison.

Dominé encore par les idées courantes au sujet des lésions du second degré, je n'osai pas conseiller le traitement chez une personne dont les dents prouvaient pourtant qu'elle en avait le plus grand besoin, et qui mourut assez rapidement, malgré toute suralimentation. Mais cette dernière observation confirma dans mon esprit la pensée que la calcification générale était bien le traitement de la tuberculose, et j'émis brièvement cet avis au Congrès de 1900 (section de stomatologie). Dans ma thèse, la même année, j'exprimais, au chapitre pronostic, quelques considérations sur l'utilité de calcifier les tuberculeux, et j'indiquais d'autre part au chapitre traitement la manière d'obtenir cette calcification. »

Voici les observations de huit tuberculeux guéris que je citais dans ce mémoire.

OBSERVATION I

En 1887, M. M..., âgé de 23 ans, s'affaiblissait. Il est reconnu tuberculeux. Après plusieurs mois de séjour en Algérie, il revint en France. Sa santé s'est maintenue depuis ce temps, malgré une existence très fatigante. Les dents, originairement bonnes, sont demeurées de consistance dure jusqu'à présent (fév. 1904).

Observation II

M. C... est atteint à 29 ans de tuberculose épididymaire, sans lésion reconnue au poumon. Cependant, peu après, une atteinte pulmonaire l'oblige à faire un séjour dans un sanatorium (1894). Le malade se présente à moi en 1895, guéri. L'état des dents est bon. C'est la constatation de cet état qui fit contraste pour moi avec celui des dents de la jeune fille dont j'ai parlé plus haut.

J'ai revu plusieurs fois M. C., qui a subi à diverses reprises des périodes de fatigue et de moins bonne santé. Quoique l'intensité de ces troubles ait été poussée parfois jusqu'à la production d'une carie dentaire profonde, ils ont toujours cédé à l'administration du phosphate tricalcique; et des observations ultérieures me permettent de les rapporter à une décalcification momentanée d'origine digestive : M. C... se suralimentait.

Observation III

M. B..l... a éprouvé, en 1895, une atteinte suffisamment sérieuse de tuberculose pour être obligé d'abandonner la préparation d'une carrière qui s'annonçait brillante. Je le vis en 1897, et constatai que si ses dents avaient traversé, antérieurement, une période très grave, ce qu'il en restait, même lorsqu'il n'y avait plus que des racines, était devenu extrêmement résistant. M. B..l. exerce maintenant sa profession sans aucune défaillance.

OBSERVATION IV

M. V..., ordinairement d'une bonne santé, abuse un peu de cette circonstance. En 1896, il est très déprimé. Sa salive examinée, on y reconnaît la présence de bacilles de Koch assez abondants. A ce moment, ses dents se carient et c'est ainsi que je suis mis au courant de sa situation. Les lésions pulmonaires sont à peine admises par son médecin. Il fait un séjour prolongé dans un sanatorium étranger et en revient amélioré, mais prend encore beaucoup de précautions. Il retourne deux fois au sanatorium ; à sa rentrée en France il continue la suralimentation. Ses dents présentent quelques caries. Sur mes instances, il prend du phosphate tricalcique pour ses dents, depuis 1899. Actuellement (février 1904), les dents de M. V... sont très bonnes. Il n'a plus de caries, ne se suralimente plus, et n'agit plus, en résumé, comme s'il craignait de n'être pas guéri. Malgré l'absence de précautions, il reste en effet tout à fait valide et le reconnaît lui-même.

OBSERVATION V

M. A. B.r., à 36 ans, est reconnu tuberculeux à un retour d'Algérie.

Il me présente à ce moment quelques caries parmi les dents qui lui restent, et que j'ai toujours connues dans un état pitoyable. à ce point qu'il a fallu suppléer à un certain nombre d'entre elles. Les restes de ces dents étaient pourtant devenus suffisamment durs et M. B.. r. était, avant son atteinte,

dans un état satisfaisant au point de vue de la calcification.

J'obtins qu'il prit pour ses dents du phosphate
tricalcique. Un seul séjour peu prolongé dans un
sanatorium s'accompagna d'une amélioration
prompte.

Depuis 1900, sa calcification est restée intacte, et
la guérison, dûment constatée par son médecin, se
maintient sans aucun fléchissement.

OBSERVATION VI

Laryngite tuberculeuse.

M. C... est guéri depuis 18 ans de laryngite
tuberculeuse. En 1896, l'examen de ses dents me
fit constater qu'elles étaient extrêmement dures.

Sa santé paraissait toujours précaire à son en-
tourage, et cependant le larynx, fatigué par le pro-
fessorat, reste guéri malgré la destruction d'une
notable partie des cordes vocales.

OBSERVATION VII

Laryngite tuberculeuse.

M. de V..., jeune officier éloigné de l'armée pour
tuberculose laryngée prend avec suite et par hasard
du phosphate tricalcique. Il est guéri depuis six
ans. Ses dents sont les plus dures que j'aie jamais
rencontrées.

OBSERVATION VIII

M. B...n, 33 ans, employé de bureau(1903).

Un oncle paternel mort d'une affection de poitrine. Un frère mort tuberculeux.

A 10 ans (1880), pleurésie gauche. Adhérences.

A 12 ans (1882) orchite ourlienne. Atrophie consécutive du testicule droit.

De 1883 à 1885, séjour en Allemagne. Vie peu hygiénique, alimentation défectueuse. Pas d'eau. Bière.

A l'automne de 1885, crachats rosés.

Dans l'hiver de 1885-86, en Algérie, hémoptysie sérieuse, après un effort violent.

Plusieurs bronchites tenaces.

En 1887, pour une lésion du sommet gauche, séjour l'hiver à Falkenstein, où le traitement est suivi dans toute sa rigueur. La guérison paraît assurée. Bonne santé pendant plusieurs années.

A 23 ans, de nouveau très fatigué, le malade vient me trouver pour des caries dentaires assez nombreuses. Ses dents étaient de bonne qualité, mais présentaient à ce moment des altérations sérieuses. Trois mois plus tard, il subissait une opération pour épididymite tuberculeuse du côté droit.

Dans le pansement consécutif se produisit une hémorragie en nappe d'une très grande importance, ce qui fit prononcer l'expression d'hémophilie (Janvier 1894).

Une fistule persiste. Après cicatrisation momentanée (3 mois) réouverture (1896) jusqu'en 1899. A cette époque, intervention nouvelle, avec succès définitif.

Je revois le malade en 1902. A la suite de fatigues et de troubles digestifs, en avril 1899, il eut une épididymite tuberculeuse du côté gauche.

Le pus se fait jour seulement en décembre 1899.

Séjour à Salies-de-Béarn. Diminution de la suppuration qui ne se tarit pas, mais se met à un régime constant.

A une amélioration obtenue en Algérie succèdent des poussées inflammatoires nouvelles, accompagnées nettement de caries dentaires.

Mis au courant de mes recherches, M. B... m'abandonne la direction de son traitement. Celui-ci offrit des difficultés particulières, tenant à ce que les sels de chaux passaient sans modification apparente par l'intestin. Il en résultait une constipation extrême.

La quantité de NaCl prise par M. B...n étant beaucoup trop faible, je la fixai à une dose plus élevée. La constipation ne céda qu'après usage prolongé pendant deux mois de magnésie calcinée, à l'exclusion de la chaux.

Le chlorure de sodium était, pendant ce temps, maintenu à la dose que j'avais prescrite. La fistule épididymaire persistait avec les mêmes caractères, et donnait chaque jour environ IV gouttes de pus. Enfin M. B... reprit du carbonate de chaux, mélangé avec une égale quantité de magnésie calcinée (1 gr. de chaque par jour environ). En même temps le régime alimentaire était très surveillé. Il ne survint aucun trouble digestif, et en une période de six semaines, après diminution progressive de la suppuration, la fistule se fermait d'elle-même. (Milieu d'août 1904). Depuis cette époque, le résultat obtenu ne s'est pas démenti (septembre 1905).

Sauf la continuation jusqu'à ce jour de cette observation, il n'y a pour les sept autres qu'à ajouter une année et demie à la date de leur guérison. Ainsi, la guérison la plus éloignée remonte à une vingtaine d'années, et la plus rapprochée date de cinq ans.

Sur les huit observations citées, quatre concernent des médecins. Le diagnostic ne présente aucun doute pour les quatre autres.

Dans six cas, la tuberculose a eu pour siège le poumon; dans deux cas le larynx, seul ou probablement avec atteinte pulmonaire.

Une épididymite est guérie depuis environ dix ans. Je reviendrai plus loin sur l'autre cas d'épididymite et orchite.

Dans les sept premiers cas, j'ai constaté la dureté des dents, chez des sujets dont quelques-uns avaient été fortement décalcifiés. Dans les observations IV et V, j'ai contribué moi-même à produire cette dureté.

Dans ces deux cas, j'ai assisté à la décalcification concomitante du début de la tuberculose. Pour le sujet de l'observation VIII, les deux premières périodes de décalcification qu'il m'a été donné de voir, survenant chez un individu de fonds bien calcifié, ne me parurent pas de nature à être combattues, parce que mon attention n'avait pas été suffisamment attirée sur ce point. C'est pour la troisième fois seulement que j'eus à intervenir, mais je ne peux compter cette guérison avec les anciennes.

Les résultats obtenus par un régime calcifiant dans des cas de tuberculose peu graves il est vrai, l'état des dents montrant chez les individus guéris une calcification prononcée, la décalcification évidente des gens qui moururent rapidement, toutes ces conditions, rapprochées du fait que les lésions tuberculeuses guéries, trouvées à l'autopsie soit dans les hôpitaux, soit dans les cas médico-légaux, se présentent sous forme de nodules encroûtés de sels calcaires, me paraissaient donner une idée nette des procédés naturels de guérison de la tuberculose. La défense physiologique de l'organisme, l'état réfractaire de l'individu me semblaient résulter de l'état de sa calcification. La guérison spontanée, objet de surprise et d'espoir à la fois, s'expliquait d'une façon très simple, et je pouvais croire dès lors qu'il suffit de mettre un organisme en état de se calcifier, pour s'opposer à la progression de la maladie. D'autre part, la résistance de certains animaux, des chiens par exemple, à la tuberculose, résistance déjà mise en défaut chez quelques-uns, devait pouvoir être vaincue d'une façon certaine, par la décalcification.

Des recherches faites par deux de mes amis, dont l'un conservait, en 1899, des cobayes inoculés depuis trois ans de tuberculose, et dont l'autre était sur une voie qui lui donnait de grands espoirs, me détournèrent, en raison de l'imminence d'événements favorables, de celles que j'aurais pu faire personnellement. Mais, deux ans et demi plus tard, rien n'avait encore paru dans l'application à l'homme des procédés qui avaient rendu les cobayes réfractaires.

Ces retards me décidèrent à tenter : 1° La mise en état de réceptivité des chiens par la décalcification ; 2° Comme contre-partie, l'immunisation du cobaye, cet animal si sensible à la tuberculose.

Obligé de sacrifier mes chiens à l'automne de 1902, avant la fin de l'expérience, je commençai en mai 1903 les essais d'immunisation de cobayes, transportant ainsi à l'animal ce que j'avais observé sur l'homme. Six cobayes furent inoculés et leur observation fut jointe à celle des malades anciennement guéris, dans le mémoire précité, déposé à l'Académie de médecine en février 1904.

Les inoculations furent faites par M. Henri Grenet, alors interne des hôpitaux (23 mai 1903).

Deux cobayes, inoculés au voisinage de la moelle, ne moururent, avec phénomènes de paralysie, qu'au bout de 25 et 33 jours, après suppression du calcaire dans leur alimentation, alors qu'ils meurent d'habitude de 18 à 48 heures après une pareille inoculation. Un autre survécut près de cinq mois. Le second des témoins disparut par accident.

Ceux que je désirais rendre réfractaires reçurent comme les deux premiers une pâtée composée de lait, pain, chlorure de sodium (2 à 3 centigrammes), carbonate de chaux, 0 gr. 10 et phosphate tricalcique, 0 gr. 01 à 0 gr. 02 pour chacun, des légumes foliacés, du blé pour procurer les phosphates solubles. La maladie, qui était en bonne voie, s'aggrava pendant les vacances de 1903.

Ils vécurent un peu plus de onze mois. L'autopsie montra que les poumons étaient entièrement caséifiés, sans une place saine. Non seulement il n'y avait pas de tuberculose généralisée, mais la rate elle-même n'était pas tuberculeuse. Dans ce cas, la tuberculose pulmonaire doit être attribuée, non à l'inoculation primitive, mais à ce fait que cette inoculation avait déterminé une ulcération cutanée, bientôt guérie, puis rouverte, qui ensemença la litière des animaux.

Si ces expériences se sont terminées par un insuccès, elle n'en constituent pas moins un demi-succès, puisque les cobayes inoculés ne vivent, dit-on, pas plus de six semaines et meurent avec de la tuberculose généralisée.

Avec l'espoir d'éviter l'ulcération de la peau, je tentai l'année suivante (1904), une expérience plus importante (1), rapportée en février 1905 à l'Académie, de la manière suivante :

Six cobayes mâles (5 de 6 mois, un d'un an environ), et 5 cobayes femelles ont reçu pendant deux mois du blé et une pâtée de lait, pain, carbonate de chaux, phosphate tricalcique, chlorure de sodium et sucre, avec proportion de 0 gr. 10 environ de sels calcaires pour chaque animal.

Dix cobayes mâles ont été achetés deux

----

(1) Je ne saurais trop remercier M. le professeur agrégé Achard de la bonne grâce avec laquelle il m'a permis de prendre, au laboratoire de M. Lannelongue, les cultures nécessaires aux inoculations, et M. Henri Grenet d'avoir concouru à mes premiers essais.

jours avant l'inoculation et n'ont suivi chez moi aucun régime destiné à les calcifier.

Inoculation :

Le 25 avril 1904, j'ai inoculé tous ces animaux avec des cultures pures de bacille de Koch provenant du laboratoire de M. Lannelongue à la Faculté de médecine.

J'ai pesé 0 gr. 30 de culture, que j'ai diluée, suivant la recommandation qui m'en avait été faite, dans trente centimètres cubes d'eau distillée à 35°. La mixture étant rendue aussi homogène que possible, j'en injectai à chaque cobaye un centimètre cube, ce qui équivaut à peu près à un centigramme de culture par animal. L'inoculation a été faite sous la peau de la cuisse.

Régime :

A la suite de l'inoculation, les cobayes restent divisés en trois groupes.

A. Les six cobayes mâles sont soumis au même régime calcaire que précédemment.

B. Les cinq femelles n'ont plus ni blé ni pâtée calcaire, mais des herbes, du son et des carottes.

C. Les dix cobayes mâles achetés le 23 avril ne reçoivent que des herbes et des carottes.

D. Je forme un quatrième groupe de cobayes nés chez moi, âgés de 3 à 5 semaines, ayant reçu primitivement la pâtée calcaire, et qui seront soumis, *sans avoir été inoculés,* exclusivement au régime foliacé. Ceci dans le but de me rendre compte si ce régime est suffisant pour la croissance.

Remarque. Dans certains laboratoires de Paris, des cobayes inoculés avec des cultures pures de bacille de Koch résistent jusqu'à 5 mois environ. Je sais qu'on leur donne du son. C'est pourquoi j'ai ajouté du son au régime des cinq femelles, lesquelles ont été précédemment calcifiées. Je pense voir ainsi si cet élément, riche en phosphates, a bien, au point de vue de la tuberculose, l'utilité qu'on pourrait lui attribuer d'après sa composition et si c'est l'acide phosphorique ou la chaux qui est utile dans le régime des tuberculeux.

16 mai 1904. Un des cobayes non calcifiés est mort avec paralysie. A l'autopsie, quelques tubercules à la cuisse droite, augmentation de volume des ganglions inguinaux.

19 mai. Aucun des inoculés n'a présenté d'ulcération au point d'inoculation. Tous ont de l'adénite, fréquemment bilatérale. L'adénite est notablement plus importante, les ganglions sont nettement plus volumineux chez les animaux calcifiés que chez les non préparés.

Les 16, 22 et 25 mai meurent quatre mâles non calcifiés, avec de la paralysie. Ils n'offrent pas d'autres lésions que celles de leurs ganglions.

31 mai. Un cinquième mâle de cette catégorie meurt avec tympanisme abdominal énorme. Torsion de l'intestin au niveau de l'origine du rectum. Ballonnement au-dessus.

8 juin. Un des cinq jeunes au régime calcaire meurt également avec tympanisme abdominal. Vacuité du bout inférieur de l'intestin. Distension très grande au-dessus. Pas de tuberculose autre que celle des ganglions inguinaux.

30 juin. Le plus âgé des cobayes calcifiés devient paraplégique.

10 juillet. Mort d'une femelle (la première), au régime non calcifiant. Je n'ai pu en faire l'autopsie.

28 juillet. Mort d'un des jeunes, de ceux qui ne sont ni calcifiés ni inoculés.

La paraplégie du plus âgé des calcifiés a presque disparu. Il ne traine plus ses membres postérieurs, mais les fait agir l'un après l'autre.

29 juillet. Mort d'un mâle non calcifié (le 6ᵉ témoin).

L'autopsie n'a pas été faite.

Août. En mon absence, une femelle est morte.

2 septembre. Mort d'un mâle non calcifié. Autopsie : tuberculose intestinale seulement. Rien au foie, rien aux poumons, rien à la rate.

17 septembre. Mort d'une femelle inoculée. Autopsie : ganglions inguinaux peu augmentés de volume; piqueté jaunâtre de fines et abondantes granulations sur l'épiploon gastrique enflammé et tuméfié ; un piqueté un peu plus fin, mais aussi abondant de granulations semblables sur la rate un peu plus grosse qu'à l'état normal.

4 octobre. Mort d'un des deux derniers mâles inoculés non calcifiés. Ganglions volumineux, dont un caséeux. Pas de tuberculose viscérale.

19 octobre. Mort d'une quatrième femelle. Je n'ai pu en faire l'autopsie.

1er novembre. Il reste une femelle et un mâle inoculés au régime herbacé. Ces animaux, beaucoup moins vifs qu'autrefois, sont sacrifiés.

Chez les deux, il y a un foie très gros, et des tubercules dans la rate et les poumons. Mais tandis que les tubercules sont déjà caséifiés et plus volumineux dans la rate et les poumons du mâle, ces lésions sont moins avancées, et encore gris-jaunâtres dans la rate de la femelle (primitivement calcifiée). Il y a moins de différence dans les tubercules pulmonaires : ils sont seulement plus abondants et plus volumineux chez le mâle.

Quant aux cinq jeunes cobayes qui n'ont été ni calcifiés ni inoculés, et ont été tenus constamment séparés des autres, il en est mort trois jusqu'au mois de septembre 1904.

Il me reste actuellement cinq cobayes mâles dont l'état suit :

1° Le plus âgé et le plus gros, qui pesait 1.000 gr. le jour de l'inoculation (25 avril) a augmenté de poids jusqu'au 24 mai. (1.150 gr.), puis diminué jusqu'à ne plus peser que 787 gr. Il est très ¡maigre. *Cet animal, en raison de son poids, a reçu une injection d'un volume presque double de celle des autres :*

2° Quatre autres mâles, qui ont lentement, mais progressivement augmenté de poids (environ 180 gr. en moyenne), depuis l'époque de l'inoculation. Ces animaux sont très vifs.

Il me sera permis de faire remarquer :

1° La longue survie de cinq de mes calcifiés sur six ;

2° La mort rapide en une quinzaine de jours, et de 3 à 5 semaines après l'inoculation, de cinq des mâles non calcifiés sur dix inoculés ;

3° L'absence de phénomènes paralytiques, après cette date, chez les survivants non calcifiés chez moi ;

4° Les délais presque semblables écoulés avant la mort des femelles et des mâles non calcifiés, les femelles recevant du son, les mâles n'en recevant pas ;

5° Le peu de résistance des animaux jeunes non inoculés, nourris exclusivement avec des plantes foliacées et des racines ».

Depuis la fin de février 1905, le régime calcaire à été continué aux cinq cobayes survivants. Le 20 avril 1905, le plus âgé d'entre eux atteignait le poids de 930 gr., et le poids moyen des quatre autres était de 709 gr. 75.

Le 15 juillet suivant, le premier pèse 1.015 gr. et la moyenne des autres est de 740 gr.

Il est bon de noter que, dans les deux mois qui ont précédé l'inoculation, les plus jeunes, non adultes, sont passés d'un poids inférieur à 300 gr. en moyenne, à une moyenne de 570, gagnant dans ce court espace de temps plus de 270 gr., tandis que dans les 15 mois de survie qui suivent l'ino-

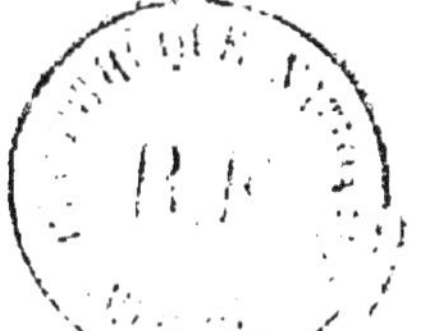

7

culation, leur poids n'a augmenté que de 180 gr. On ne saurait oublier non plus que, obligés de faire face à la fois à la maladie et à la croissance, ils étaient placés dans les conditions les moins favorables. Pendant mon absence, au mois d'août, est mort un des animaux, du poids de 685 gr. Je n'ai pu en faire l'autopsie. Il m'en reste donc quatre (1).

(1) Un troisième est mort le 27 septembre. Les lésions seront examinées au microscope.

CHAPITRE VI

L'APPLICATION DU TRAITEMENT A L'HOMME NE COM-
PORTE PAS D'ALÉAS, COMME CELLE D'UN TRAITE-
MENT A TRANSPORTER DE L'ANIMAL A L'HOMME.
OBSERVATIONS DE MALADES GUÉRIS. OBSERVATION
DUE AU DOCTEUR SERGENT. OBSERVATION DUE AU
DOCTEUR PERREGAUX. GRAVITÉ DE CINQ DE CES
OBSERVATIONS. LE TRAITEMENT. LE TRAITEMENT
DANS LA FAMILLE. USAGE DES AUTRES PRESCRIP-
TIONS, COMME AÉRATION, ETC.

AVANTAGES DES SOINS A DOMICILE. ILS PERMETTENT
DE LAISSER LE CHEF DE LA FAMILLE A LA BESOGNE
QUI LA FAIT VIVRE. ILS DIMINUENT LE NOMBRE DES
PENSIONNAIRES DU SANATORIUM ET DE L'HOPITAL.
LE TRAITEMENT DANS LES HOPITAUX.

Ces faits ne sont pas, je pense, dénués de
toute valeur par rapport à l'influence d'un
régime convenable sur l'évolution des lésions
tuberculeuses, mais, je le répète, ils ne sont
que l'application à l'animal de ce qui a été vu
sur l'homme, tandis que les méthodes étudiées par les deux auteurs dont j'ai parlé
tout à l'heure présentent encore le redoutable
aléa du transport, à l'homme, de ce qui se
fait sur les animaux. C'est dire que je pou-

vais, sans remords aucun, prendre la responsabilité de ce traitement sur les humains, et principalement sur ceux qui, ayant franchi le terrible cap de la deuxième période, avec des lésions de ce genre étendues, n'avaient plus rien à attendre d'une autre thérapeutique.

J'y étais d'ailleurs incité par des événements cruels, retentissants, qui touchaient vivement le corps médical, et aussi par d'autres qui atteignaient les affections et la tranquillité de membres de ma famille.

En plus de ces considérations, et de celles qui se rapportent à l'intérêt général, l'innocuité du traitement, *quo ad vitam*, me faisait un devoir de n'en pas retarder l'application. Je m'occupai, en conséquence, d'un certain nombre de malades, non choisis, dont les observations offrent un grand intérêt, même dans certains cas d'insuccès, relatif ou total.

Voici la première de ces observations, qui fait partie du second mémoire déposé à l'Académie de médecine en février 1905 :

OBSERVATION IX.

M. P..., commis aux Halles centrales à Paris, 30 ans.

Parents vivants, en bonne santé.

Est l'aîné de 13 enfants, dont il reste 5 garçons

et 1 fille. Les autres sont morts en bas âge, quelques-uns de méningite (?)

Le sujet de cette observation boit de l'absinthe depuis l'âge de 10 ans, et est arrivé à en consommer jusqu'à 7 ou 8 par jour.

Il aurait craché du sang depuis l'âge de 7 ans, à la suite d'un coup violent à la base du thorax.

En 1899, bronchite unilatérale droite.

Cet homme qui, malgré sa taille moyenne (1 m. 67), a pesé jusqu'à 84 kilogs. atteint 70 kilogs à la fin de 1902. Avec cet amaigrissement commence la toux.

En août 1903, le malade entre à l'hôpital Lariboisière, avec le poids de 50 kilogs (?). Il en sort au bout de 25 jours, ayant augmenté d'une dizaine de kilogs (?) Il est pourtant, à ce moment refusé à l'asile de convalescence de Vincennes, rentre à Paris, et bientôt à l'hôpital de la Charité. Il ne paraît pas avoir retiré de ce séjour grande amélioration.

Depuis quelque temps, il a pris des cachets contenant du tannin. Il vomit fréquemment, et a eu quelques hémoptysies. Il tousse presque continuellement. Amaigrissement. Surtout affaiblissement, sueurs nocturnes, dyspnée, surtout dans l'effort ; travail presque impossible.

Cet homme vient me consulter le 29 décembre 1903.

C'est un homme fortement musclé, à la face pâle et aux traits tirés, amaigris. Le thorax présente une atrophie manifeste du grand pectoral droit relativement à celui de gauche. Il existe sous la clavicule droite un méplat qu'on ne voit pas du côté opposé.

Des deux côtés, en avant, submatité sous la clavicule, augmentation des vibrations, abolition presque complète du murmure vésiculaire sur la hauteur d'un travers de main à droite, de deux doigts à gauche. Râles sous-crépitants moyens dans ces deux régions. La respiration est bonne au-dessous.

En arrière, à droite, matité dans les fosses sus et sous-épineuse (muscles épais). Respiration très faible, surtout dans la fosse sous-épineuse, perceptible à la base avec caractère complémentaire.

A gauche, submatité et diminution très considérable du murmure vésiculaire. Craquements dans la fosse sus-épineuse, dans la partie externe et supérieure de la fosse sous-épineuse. — Respiration complémentaire dans le reste du poumon.

Traitement :

Les repas sont réglés de la sorte : chacun d'eux sera précédé de l'ingestion d'un verre d'eau de Saint-Galmier, pris une demi-heure avant, sauf le premier qui a lieu à quatre heures du matin. Chaque verre d'absinthe sera remplacé par un verre d'eau de Saint-Galmier pris chez le marchand de vin.

Le malade prenait du beurre le matin : le beurre est supprimé, et on laisse seulement le café au lait, avec une quantité modérée de pain.

Le repas de neuf heures fait d'habitude par le malade, sera assez peu copieux pour qu'il n'en reste pas trace dans l'estomac, lorsqu'y prendra place celui de midi.

Dîner à 7 heures ou 7 h. 1/2. Beefsteack de 250 grammes à chaque principal repas ; pommes de terre, fromage.

La salade et les corps gras sont absolument proscrits. Pas de vin ; eau de Saint-Galmier aux repas comme entre les repas. Après chaque repas, un des cachets suivants :

Carbonate de chaux........... 0,40
Phosphate tribosique de chaux. 0,20

Magnésie calcinée 0,05
Chlorure de sodium........... 0,10
Pour 1 cachet.

Le malade travaillera selon ses forces. Je ne l'oblige pas au repos, qui serait au-dessus de ses moyens.

13 février 1904. Submatité, augmentation des vibrations, diminution très considérable du murmure vésiculaire aux deux sommets, surtout en arrière. Quelques râles sous-crépitants à droite, toux fréquente, expectoration muqueuse. Respiration bonne aux deux bases.

29 février. Les sueurs nocturnes ont disparu, ainsi que les troubles digestifs. Cependant le malade qui semblait s'améliorer revient parce qu'il a eu ces derniers jours des vomissements alimentaires et sanguinolents. Il a repris ses cachets au tannin, sur les instances du médecin de son patron. — Suppression de ces cachets; nouvelles recommandations alimentaires et hygiéniques.

Mars 1904. Amélioration prononcée aux deux sommets : on entend facilement la respiration, néanmoins très affaiblie. Il existe encore des râles sous crépitants en avant et en arrière à droite, plus rares, plus gros. Toux moins fréquente; expectoration muqueuse. Les forces reviennent. La dyspnée est moindre. Le malade peut courir, faculté qu'il avait perdue.

25 Avril. État moral beaucoup meilleur. (Le malade sait qu'il est tuberculeux et condamné). Voix moins enrouée.

A droite : en avant submatité, augmentation des vibrations par rapport au côté gauche. On entend maintenant la respiration dans toute la hauteur du poumon. Il en est de même en arrière. De ce côté on l'entend pourtant plus faiblement à cause de l'épaisseur des muscles. Gros râles sous-crépitants en avant, en trois foyers, placés en triangle au-dessous de la clavicule, et ne comprenant chacun qu'un très petit nombre de râles.

A gauche, diminution du murmure vésiculaire dans la région sous-claviculaire, et la fosse sus-épineuse ; râles sous-crépitants moyens en avant et en arrière dans les deux régions. Respiration complémentaire dans le reste.

Toux peu fréquente. L'expectoration, quelquefois jaunâtre est actuellement muqueuse.

16 juin. Depuis avril, le malade, un moment privé de cachets, en a pris d'autres et a eu de nouvelles indigestions. Il a vomi ses aliments ; il a craché du sang il y a environ dix jours. Il a alors cessé de prendre ces derniers cachets, et s'est trouvé mieux. Malgré ces troubles digestifs, dont la durée a été courte, l'amélioration est assez nette. A gauche, la respiration paraît seulement rude en avant ; le murmure vésiculaire est seulement diminué en arrière, où de temps en temps, dans la partie supérieure et externe de la fosse sous-épineuse, est perçu un unique gros râle sous-crépitant.

A droite, changements très importants. Il n'y a plus en avant que les trois foyers de gros râles sous crépitants, signalés plus haut. On entend la respiration tout autour, et très près de ces points, mais cette respiration a un caractère de rudesse pénible, et semble accompagnée de râles sibilants de ton très bas. En arrière, plus de bruits anormaux mais respiration faible, sauf en bas et à droite, où elle présente le caractère complémentaire.

11 juillet. Poids : 60 kilogs 630. A gauche, persistance de la rudesse respiratoire, faiblesse relative de la respiration sous la clavicule. A droite, quelques gros râles sous-crépitants en avant. On perçoit aussi de semblables bruits anormaux dans la fosse sus-épineuse, mais le tissu voisin ne se réinfiltre pas : on y entend la respiration.

Le malade tousse et crache beaucoup ; expectoration jaune verdâtre. Ne perd pas de forces. Il avait repris l'usage du vin. Je lui recommande de le supprimer.

29 juillet. Poids, 60 k. 440. A droite, respiration très rude, mais pas un râle en avant. En arrière, encore quelques râles sous-crépitants dans la partie supérieure et externe de la fosse sous-épineuse, pas à toutes les inspirations. Respiration très faible, mais sans râles dans la fosse sus-épineuse, complémentaire dans le reste du poumon.

A gauche, il ne paraît y avoir aucun point suspect à l'auscultation. Respiration faible dans la fosse sus-épineuse, mais pas de bruits anormaux.

Retour au vin ; nouvelle recommandation de le supprimer.

Actuellement les pectoraux sont de volume semblable, l'atrophie de celui de droite a disparu assez rapidement.

Le malade doit se présenter à la visite d'un médecin militaire afin d'obtenir un sursis pour sa période d'exercices de 28 jours, et d'être réformé si cela est nécessaire. Mais, malgré les certificats produits, le malade s'entend dire qu'il ne sera pas réformé, et qu'il sera guéri l'année suivante lorsqu'il se représentera. Il obtient seulement un sursis.

22 septembre. La respiration à droite en avant est devenue notablement plus douce. La fosse sous-épineuse droite, dans sa partie supéro-externe présente encore quelques râles fins très peu nombreux. Il semble qu'il en existe aussi dans la fosse sous-épineuse gauche, mais il est très difficile de les constater.

Poids : 63 k. 340.

6 octobre. A part la rudesse respiratoire, en avant, des deux côtés, et en arrière dans la partie supéro-externe de la fosse sous-épineuse droite, il

n'existe plus de signes à l'auscultation. Dans les deux fosses sus-épineuses, la respiration se fait entendre simplement affaiblie, plus à gauche qu'à droite ; mais aucun point des poumons n'est silencieux, et le champ pulmonaire est vaste.

3 novembre. Deux râles sous-crépitants fins en avant, au niveau de la partie interne du deuxième espace intercostal droit ; mêmes bruits en arrière à droite, dans la partie interne de la fosse sus-épineuse. — Poids : 65 k. 860.

3 décembre. Respiration moins souple dans le poumon droit en avant, mais pas de bruits anormaux, sauf au-dessus de la clavicule, où je perçois 2 ou 3 râles sous-crépitants moyens à chaque inspiration.

Le malade s'est relâché de la rigueur de son régime, a eu plusieurs indigestions. Je lui en fais comprendre le danger et il promet de suivre de nouveau sévèrement le régime.

15 décembre. Quelques râles beaucoup plus fins au-dessus de la clavicule droite. Le malade va bien, engraisse, ne tousse presque plus.

29 décembre. Poids : 65 k. 300. Pas de signes stéthoscopiques.

12 janvier : 66 k. 360.

26 janvier : 65 k. 450.

16 février : 65 k. 740 ; aucun bruit anormal depuis le 29 décembre. Le malade engraisse d'une façon visible sans suralimentation. Il est encore un peu oppressé « quand il monte un peu rapidement 5 étages », mais il porte de nouveau facilement une charge de 100 kilogs, et peut courir avec presque autant d'agilité qu'avant d'être malade. Il lui est tout à fait impossible de boire de l'alcool.

(26 février 1905).

Revu, en bon état, en septembre 1905. Il reste seulement de la submatité à droite en avant, mais sans bruits anormaux et avec respiration souple.

Observation X

Elle est relatée plus haut, à la suite de l'observation VIII de mon premier mémoire, et concerne une tuberculose locale, fistuleuse depuis cinq ans (M. B... n. p. 86.)

Observation XI

M. Desf., 38 ans, coiffeur, marié, père de deux enfants, l'un de 6 ans, l'autre de 3 ans et demi. Pas d'antécédents héréditaires. Fluxion de poitrine (?) au commencement de mai 1904. Ne tousse ni ne crache (?) A quelquefois des transpirations nocturnes et depuis quelque temps une diarrhée journalière, assez abondante, survenant seulement l'après-midi. Sommeil troublé.

On le suralimente légèrement avec le régime suivant :

Lait 2 litres par jour.

Bouillon 1 litre, pris en plusieurs fois, avec 6 jaunes d'œuf.

Aux repas : un beefsteack à déjeuner, une côtelette à dîner, légumes.

Taille 1 m. 56.

Examen le 30 juin 1904. Homme très amaigri, spécialement dans la partie droite du thorax. Grand pectoral droit plus atrophié que le gauche. Pleurésie droite, non perceptible en avant. Liquide remontant en arrière jusqu'à la moitié de l'omoplate. Matité au-dessous de ce niveau, abolition presque complète des vibrations, égophonie, pectoriloquie aphone.

En avant, du même côté sonorité exagérée, respiration très affaiblie.

Quelques craquements dans la fosse sus-épineuse.

Poids 51 k. 560 tout habillé. Régime v. l. suiv.

7 juillet. A droite, sonorité jusqu'au 1/4 inférieur de l'omoplate. Sonorité exagérée en avant. Le murmure vésiculaire, diminué, s'entend jusqu'au bas de la zône sonore, au niveau de laquelle on perçoit de place en place des frottements pleuraux.

Respiration un peu rude et plus basse à droite qu'à gauche, aussi bien en avant qu'en arrière ; quelques râles sous-crépitants fins dans la fosse sus-épineuse. Le côté gauche est légèrement submat, sans augmentation des vibrations.

Plus de diarrhée. Bon appétit. Bon sommeil. Retour des forces. Le malade suit rigoureusement son traitement, qui consiste dans l'évacuation de l'estomac par l'absorption d'un verre d'eau de Saint-Galmier une demi-heure avant chaque repas, un espacement suffisant de ceux-ci, et la prise d'un cachet calcaire à la fin de chacun d'eux. La quantité des aliments a été réduite à celle que peut digérer le malade entre deux repas.

22 septembre 1901. Côté gauche à peu près normal, avec irrégularités de la respiration, qui est notamment faible dans la fosse sus-épineuse.

Côté droit. Respiration très faible partout en avant ; ampliation thoracique presque sans bruit, submatité légère. En arrière, la matité persiste, avec diminution très considérable des vibrations, à partir de la moitié inférieure de l'omoplate jusqu'à la base. Matité dans la ligne axillaire. Il y a encore en ce point un peu d'égophonie, avec pectoriloquie aphone.

Dans les fosses sus et sous-épineuses, on entend

très faiblement la respiration. Quelques râles sous-crépitants fins disséminés dans la sus-épineuse.

Appétit bon. Plus de diarrhée, plus de sueurs nocturnes. Je change l'eau de Saint-Galmier pour celle de Fourchambault, plus riche en bicarbonate de chaux. Le malade n'a pas pris de cachets depuis plusieurs semaines.

Poids, avec pantalon et chemise 50 k. 710.

29 septembre. Côté gauche. Rien de particulier autre que ce que j'ai signalé plus haut.

Côté droit. En avant, submatité, quelques râles sous-crépitants sous la clavicule. A trois travers de doigt au-dessus de la base, frottements très nets.

En arrière, fosse sus-épineuse : respiration faible, râles sous-crépitants fins, rares.

Fosse sous-épineuse : respiration plus forte. Frottements nets à partir de deux travers de doigt au-dessous de l'épine. Au-dessous on perçoit un peu la respiration.

Dans l'aisselle, respiration assez forte, avec frottements bien nets.

Poids, avec mêmes vêtements que ci-dessus : 51 k. 070.

13 octobre. A droite, en avant, sonorité normale sous la clavicule, exagérée dans la moitié inférieure.

En arrière, sonorité normale jusqu'à la moitié de la fosse sous-épineuse : elle diminue au-dessous jusqu'à matité complète sur un travers de main à la base.

A l'auscultation, rien à gauche qu'un peu d'emphysème par endroits.

A droite, la respiration s'entend partout en avant, et dans la moitié supérieure de l'aisselle ; elle est diminuée dans la moitié inférieure, où il existe des frottements. Il n'y a plus de râles sous-crépitants. En arrière, la respiration est égale à celle du côté gauche dans la fosse sus-épineuse et dans la moitié supérieure de la fosse sous-épineuse. A partir de ce niveau, elle devient très faible, mais est néanmoins perceptible.

Poids avec les mêmes vêtements : 51 k. 100.

10 novembre 1904. A gauche, la respiration prend le caractère complémentaire. A droite, les vibrations augmentent légèrement au-dessous de l'omoplate. Il n'y a plus là d'égophonie, mais un peu de bronchophonie.

Le malade tousse un peu le matin, pour expectorer des mucosités accumulées. Poids 52 kilos.

8 décembre. Poids 51 k. 540.

29 décembre. Bon aspect. Forces normales. Un unique râle, à la partie externe de la base droite, disparaît à la toux. Il y a encore quelques rares frottements à la partie postérieure de l'aisselle. Toux et expectoration rares.

23 février 1905. Ne tousse plus. Crache cependant un peu le matin. Poids 50 k. 590.

16 mars. La respiration et les vibrations se rétablissent progressivement à la base droite. Poids 50 k. 800.

6 avril. État général excellent. Poids 51 k. 240.

25 mai. 50 k. 830, même état.

15 juin. L'état général est très bon.

Poids 50 k. 520, avec un vêtement en moins.

Il n'y a plus eu, depuis le 13 octobre 1904, aucun bruit anormal autre que quelques frottements. Ces frottements eux-mêmes ont disparu presque entièrement, et la respiration s'est rétablie partout dans le poumon droit. Le malade n'a cessé de travailler que pendant quelques semaines au mois d'août 1904, époque de son congé annuel.

Ainsi la guérison apparente des lésions pulmonaires était obtenue au mois d'octobre, et il est permis de croire que ce malade, n'ayant présenté aucune recrudescence morbide depuis 8 mois, est définitivement guéri. Il continue du reste le régime qui lui a valu cet état.

OBSERVATION XII

Tuberculose laryngée et pulmonaire.

Léon L..., valet de chambre, 21 ans. M'est envoyé le 18 mars 1905 avec le diagnostic suivant, fait par M. Wicart, interne de M. Sebileau, au service laryngologique de Lariboisière : « Tuberculose de la partie antérieure des cordes vocales et de la région antérieure sous-glottique, avec épaisissement irrégulier de la muqueuse s'interposant entre les cordes ».

Il n'y a ni antécédents héréditaires ni antécédents personnels.

Le jeune homme, de taille moyenne, est très fortement musclé, mais assez pâle. Une marche un peu rapide lui donne une dypsnée qu'il n'avait pas quelques mois auparavant. Il se fatigue très facilement.

Il a mal à la gorge depuis quelques semaines. En même temps ont apparu des transpirations nocturnes. La voix est enrouée.

Je cherche dans les troubles digestifs la prédisposition morbide. Le malade dit n'avoir rien éprouvé de ce côté. Son appétit est bon. Cependant, il reconnaît une constipation opiniâtre depuis le 15 décembre 1904. Il a bu, en Bretagne et à Paris, du cidre pur depuis le mois de novembre 1904 jusqu'au mois de février 1905. Il boit actuellement du vin rouge, avec de l'eau naturelle, mais bouillie. Mange tous les deux jours de la salade bien vinaigrée. Il sent diminuer ses forces depuis trois mois.

Il a reçu, à la consultation de l'hôpital, une injection trachéale de menthol-eucalyptol.

Le poumon droit présente, sur une étendue de trois travers de doigt au-dessous de la clavicule, une matité assez prononcée, de l'exagération des vibrations et de la voix, et une diminution importante du murmure vésiculaire. Mêmes phénomènes dans la fosse sus-épineuse, mais diminution plus considérable de la respiration.

Le traitement consiste uniquement en : suppression de tout alcool et acide, espacement des repas, évacuation de l'estomac une demi-heure avant chacun d'eux avec un verre d'eau de Saint-Galmier. Même boisson aux repas. Ceux-ci devront être assez peu abondants pour avoir complètement disparu de l'estomac avant l'ingestion du suivant. Un cachet calcaire après chacun d'eux.

30 mars. Amélioration de la gorge constatée à Lariboisière. Le malade est moins fatigué en marchant vite. La matité a diminué au sommet du poumon droit, en avant et en arrière, mais surtout au niveau de la partie interne de la fosse sus-épineuse.

9 mai. Bon aspect. Appétit régulier. Voix meilleure. Plus d'essoufflement. Retour des forces. Le murmure vésiculaire est plus perceptible au sommet du poumon droit, et la matité y a notablement diminué. Expiration prolongée. Pas de transpirations.

18 mai. Appétit bon. Le malade engraisse. La dysphonie est beaucoup moins prononcée. Diminution de la matité à droite. La respiration est plus perceptible.

15 juin. Le malade, ayant très bon appétit, a mangé beaucoup ces jours derniers, malgré ma défense. Il éprouve de nouveau de la dyspnée.

29 juin. État meilleur. Le malade est allé se faire examiner par M. Wicart, qui lui remet les renseignements suivants : « le malade va très bien ; les

cordes vocales et la muqueuse laryngée sont guéries ; il faut seulement entretenir l'état actuel par un traitement persistant de plusieurs mois, consistant en inhalations, régime alimentaire et précautions pour l'air inspiré. (Éviter poussières, air trop sec, fumée de tabac, etc...)

Depuis ce temps, le jeune homme a aidé à un déménagement, a un peu toussé à cause des poussières, mais reste en très bon état.

OBSERVATION XIII

Mme R..., 33 ans, couturière. (Juin 1904). Une sœur morte phtisique à 21 ans. Habite Paris.

Bonne santé jusqu'en 1901. En 1901-1902, fatigues de toutes sortes, troubles gastriques, vomissements le matin, caries dentaires (juin 1902). Deux mois plus tard, hémoptysies, fièvre, sueurs nocturnes, affaiblissement marqué, amaigrissement.

D'après le docteur F..., qui a vu la malade alors, l'état pulmonaire est le suivant : « submatité au sommet droit en arrière (région moyenne de la fosse sus épineuse). A l'auscultation : foyer très limité (pièce de 2 francs) mais extrêmement net, de ramollissement.

Râles sous-crépitants absolument typiques.

Toux fréquente, sèche.

Le traitement consiste en : cessation de travail, quelques promenades au grand air, ouverture de la fenêtre la nuit. Comme alimentation : viande, œufs, lait. Huile de foie de morue l'hiver. Inhalation de créosote ».

Il y a, à la suite de ces mesures, amélioration des digestions, disparition des vomissements, cessation des caries dentaires. La malade recommence à travailler en novembre 1902.

En mai 1904, après un hiver fatiguant, accompagné d'une mauvaise hygiène alimentaire avec repas trop rapprochés, les troubles digestifs, les vomissements du matin reparaissent, et des caries dentaires arrêtées reprennent une marche active.

D'après mes conseils, son mari modifie le régime, y introduit la chaux, et fait évacuer l'estomac avant chaque repas à l'aide de l'eau de Saint-Galmier.

Je vois la malade seulement en juin 1904, et trouve de la matité au sommet droit, en avant et en arrière, avec augmentation des vibrations et râles sous-crépitants moyens, assez nombreux, dans les points correspondants.

Le sommet gauche, submat en avant, offre aussi quelques râles sous-crépitants. Dans le reste des poumons la respiration est bonne, complémentaire en quelques points.

Il n'y a eu, cette fois, ni hémoptysies ni fièvre. Le travail n'a pas été interrompu, la fatigue est notablement moindre que la première fois.

Malgré mes recommandations, la malade mange encore trop et mal; l'espacement des repas n'est pas suffisant. L'évacuation de l'estomac n'est pas régulièrement faite. Je recommande de nouveau la stricte observance de ces prescriptions.

16 février 1905. J'ai su que la santé de Mme R... s'était améliorée, mais je ne l'ai pas revue depuis juin 1904. Elle a passé les vacances à la campagne, en pays calcaire. Elle a mieux suivi son régime, a fait des repas moins abondants, en a mieux observé l'espacement. L'état général est très bon, ainsi que celui du tube digestif. Il n'y a plus, depuis longtemps de vomissements le matin.

Je constate encore de la submatité au sommet droit en avant et en arrière et de l'augmentation des vibrations, mais aucun signe stéthoscopique ne se manifeste ni à droite ni à gauche, sauf une certaine rudesse de l'inspiration à droite.

Ce bon état ayant persisté jusqu'au 16 mai, je demande que la malade consulte de nouveau le docteur F..., lequel écrit le 20 mai 1905 : « Disparition des signes de ramollissement ; à droite un peu de rudesse ; expiration un peu prolongée et saccadée, très légère bronchophonie. État général infiniment meilleur. Toux le matin au réveil.

« S'il n'y avait pas cette toux du matin et un peu d'expectoration, je la dirais guérie ».

Mais depuis ce temps l'expectoration a été examinée, sans qu'on y ait trouvé de bacilles, l'état général s'est maintenu excellent, et un rhume de deux semaines s'est comporté de la même manière qu'en terrain non tuberculeux. Il en reste actuellement (21 juillet 1905) encore un peu d'expectoration.

L'examen des poumons n'offre actuellement pas d'autres phénomènes que ceux que j'ai constatés le 16 février et le 16 mai dernier, et qui ont été contrôlés au mois de mai par le docteur F.

On peut donc compter que la guérison apparente date du mois de février dernier, et la terminaison rapide d'un rhume au commencement de juillet, l'absence de bacilles dans les crachats plaident pour une guérison déjà définitive. Le régime est cependant maintenu par prudence.

OBSERVATION XIV

Mon ami et ancien collègue, le docteur Sergent, médecin des hôpitaux, à qui j'ai communiqué quelques-uns de ces résultats et leur raison d'être, s'exprime au sujet de ses propres essais de la façon suivante : « Dans tous les cas où j'ai fait suivre ce traitement, j'ai constaté une amélioration rapide et importante du poids, une diminution des sueurs quand elles existaient, une atténuation de la toux et de l'expectoration ; quant aux signes physiques, ces cas sont encore trop récents pour qu'il soit permis de juger de la modification locale des lésions ; en somme, amélioration sensible, toujours, de l'état général.

« J'ajoute (c'est la seule observation complète jusqu'à ce jour, 21 mai 1905), une note sur le cas suivant : Un de mes malades, âgé de 42 ans, tuberculeux torpide depuis plus de dix années, sujet à de petites poussées congestives paraphymiques très fréquentes, ayant, à l'état habituel, des troubles dyspeptiques, n'ayant jamais varié jusqu'alors dans son poids, si ce n'est par des diminutions passagères, expectorant chaque matin et chaque soir une assez grande quantité de crachats nummulaires depuis des années, a vu après deux mois de ce traitement, son poids augmenter de trois kilos, son expectoration se tarir, ses digestions se régulariser parfaitement ; les signes physiques, qui étaient ceux d'une tuberculose fibreuse avec foyers de ramollissement enkystés aux deux sommets, se sont considérablement modifiés, en ce sens que les craquements humides et les signes d'induration congestive péri-tuberculeuse ont complètement disparu ; les lésions paraissent être en un mot asséchées ; l'auscultation ne donne plus que l'impression d'une zône de cicatrisation fibreuse ».

Mon collègue et ami le docteur Perregaux me fait part de l'observation suivante :

OBSERVATION XV

« Georges C..., 29 ans.
Jusqu'à l'âge de 13 ans, est élevé à la campagne ;

à l'âge de 8 ans, il a contracté des fièvres paludéennes pour lesquelles on vient consulter à Paris le docteur Bouchut, puis plus tard le docteur Jules Simon. Ces fièvres réapparaissent de temps en temps jusqu'à l'âge de 13 ans.

A 13 ans, il vient à Paris, et jusqu'à 16 ans jouit d'une santé parfaite.

A 16 ans, *pleurésie* qui dure 3 semaines. On la traite par des vésicatoires, sans faire de ponction. Guérison complète. Le malade ne conserve pas de susceptibilité du côté de sa plèvre ; l'état général redevient excellent, mais il reste une aptitude tout à fait spéciale au coryza, aptitude qui a toujours persisté depuis.

A 20 ans, au conseil de révision, on le classe dans les services auxiliaires à cause de son étroitesse de poitrine. Du reste, le malade présentait alors et présente encore *un type infantile* : il a 29 ans et paraît en avoir 20 : sa lèvre supérieure est simplement ombrée d'une légère moustache ; ses organes génitaux sont peu développés.

En septembre 1902 (26 ans), il est pris d'accès de fièvre irréguliers : on pense encore à un retour des fièvres paludéennes, mais le docteur Moizard qui le voit, reconnaît chez lui un *sommet droit suspect.* Il ordonne de petits vésicatoires volants, des pilules de tannin, et l'arrêt complet de son métier de géomètre. Du reste, avec ces accès de fièvre, étaient apparus des troubles dyspeptiques et de l'amaigrissement.

Le mois suivant, il revoit le docteur Moizard, lequel écrit en tête de l'ordonnance qu'il lui délivre : Induration sommet droit...Bronchophonie au niveau des fosses sus et sous-épineuses. État fébrile ». On met le malade au lit, avec pilules de tannin et cachets d'antypirine.

En novembre 1902, le docteur Perregaux prend

possession du malade que lui confie le docteur Moizard. On commence un peu de suralimentation (œufs en quantité, viande crue, somatose, etc.) et l'on essaie l'huile de foie de morue qui est mal tolérée et qu'on est bientôt obligé d'abandonner. On fait des séries de pointes de feu tous les quinze jours sur le sommet droit.

Sous l'influence de ce traitement, le malade se met à engraisser, et gagne ainsi quatorze livres en quatre mois, tout en conservant un bon estomac. Du reste, des progrès commencent à se faire du côté du poumon, et le docteur Moizard qui revoit le malade constate lui-même une diminution dans les signes stéthoscopiques.

La fièvre disparaît bientôt.

En avril 1903, malgré les bons résultats acquis en apparence, quelques adénites peu volumineuses, en chapelet, se montrent dans la région cervicale. On fait des applications de teinture d'iode et l'on ordonne du sirop iodo-tannique. Les adénites s'arrêtent, mais ne rétrocèdent que très lentement. Actuellement (13 mai 1905), on peut encore les percevoir un peu.

L'année 1903 se passe en alternatives d'amaigrissements et de réengraissements, suivant qu'on fait ou non de la suralimentation. L'estomac, du reste, est devenu un peu susceptible.

En février 1904, à l'occasion d'une grippe restée bénigne, apparaît une phosphaturie très prononcée : les urines sont laiteuses, et donnent au moment de leur émission un fort dépôt reconnu par l'analyse comme constitué par des phosphates. Ni sucre, ni albumine. Jusqu'au mois de novembre, le malade ne cesse de prendre à doses croissantes de l'acide phosphorique sirupeux : ce médicament est bien toléré par l'estomac, mais après avoir, au début, semblé produire un certain effet sur la phosphaturie, il ne tarde pas à se montrer tout à fait inactif. Pendant cette période de février à novembre 1904, le malade reperd neuf livres de son poids : de temps en temps il a des accès d'angine fugaces,des aphtes ; il se sent moins fort et la phosphaturie va en s'accentuant.

En novembre 1904, sur les conseils du docteur Ferrier, le docteur Perregaux met le malade au traitement suivant : suspension de l'acide phosphorique sirupeux et son remplacement par les cachets suivants pris à la dose de deux par jour avant les repas :

Carbonate de chaux	0 gr. 50
Phosphate tribasique de chaux	0 gr. 25
Chlorure de sodium	0 gr. 05
Magnésie calcinée	0 gr. 05

De plus, le malade adopte, comme eau de table, l'eau de Fourchambault.

Une amélioration très nette ne tarde pas à se produire, et en un mois l'urine redevient tout à fait limpide. Depuis cette époque, la phosphaturie n'est reparue qu'à de très rares intervalles et de façon passagère. Du reste, le malade n'a pour ainsi dire pas cessé de suivre ce traitement du docteur Ferrier, en excluant toute suralimentation, en n'autorisant que la nourriture moyenne ordinaire d'un adulte et en permettant la reprise des occupations journalières. Le malade n'a d'ailleurs pas retrouvé son poids de janvier 1904 ; il a conservé son amaigrissement, mais aujourd'hui il se sent en pleine possession de ses forces : son état général est excellent et l'état de son poumon confine à la guérison : disparition de la submatité, de la respiration soufflante et de la bronchophonie, avec conservation d'un petit excès de retentissement de la toux du côté droit, tels sont les heureux symptômes qu'on peut maintenant constater ».

Deux mois après (21 juillet 1905), le docteur Perregaux confirme que son malade est en excellente santé.

Commentaires. Quoique les observations citées soient peu nombreuses, elles empruntent à la gravité ou à la persistance des cas, à la situation des lésions une valeur qu'il me paraît difficile de nier. De sorte que dix observations comme les nᵒˢ IX, XI, XII, XIII, XIV (Sergent), où existent déjà, non seulement la conglomération, mais le ramollissement des tubercules, auraient, au point de vue du traitement, plus d'importance que cinquante observations sans ramollissement.

On me dira que, n'ayant pas fait d'autopsies, je ne peux affirmer que j'ai calcifié des tubercules. Il serait puéril de s'arrêter à cette question : avec Cl. Bernard, je répéterai que la médecine a pour but la guérison des malades. Et si une méthode rigoureusement suivie amène d'une façon sûre dans les cas viables la guérison d'une maladie, il y a lieu d'abord d'accepter le fait, même quand les explications qui en sont données ne correspondraient pas à la réalité anatomique. Ces explications sont un guide, en rapport avec les connaissances d'une époque, et tel qu'il puisse fixer une notion dans la mémoire des thérapeutes. Je rappelle, à ce propos, que je ne fais qu'imiter la nature, après m'être efforcé de la comprendre. Le régime donné dans ce cas à l'individu calcifie ses dents et son squelette, et guérit ses tubercules. C'est tout ce que je puis affirmer, et cela me semble suffire pour légitimer les tentatives des médecins qui voudraient éprouver l'influence du traitement.

Ultérieurement, soit par moi-même, soit avec l'aide de ceux de mes camarades qui ont bien voulu l'expérimenter, j'apporterai de nouveaux cas, tous graves, tous ayant dépassé le pouvoir de la thérapeutique actuelle dans les milieux pauvres.

Avant d'examiner la valeur de la méthode, il est utile de fournir une base à la discussion en exposant les détails du traitement, dont je n'ai plus maintenant à donner les raisons.

Traitement. Il consiste uniquement à empêcher l'introduction ou la formation d'acides dans l'organisme, et il comporte :

1° Des prescriptions générales:

Ne faire aucun usage de vin, bière, cidre,

poiré, liqueurs, eau-de-vie, en un mot de tout ce qui contient de l'alcool.

Ni salades, ni mets vinaigrés, ni oranges, ni citrons, ni limonade, ni orangeade.

Ne manger de beurre ni au repas du matin ni à aucun repas, sauf la petite quantité de celui qu'il est impossible d'éviter dans l'apprêt des légumes ou des pâtes. Encore faut-il le remplacer le plus possible par la crème ou la sauce blanche.

Prendre le moins possible de sauces ou les éviter absolument.

Ne pas manger par jour plus de 2 à 300 gr. de pain, selon le poids de l'individu.

Comme légumes, pommes de terre, carottes, pois cassés, farines sous forme de pâtes (macaroni, nouilles, etc). Éviter le fromage de gruyère vieux ou le parmesan dans la préparation des pâtes. Il est facile de suppléer à une partie du beurre au moyen de farine et de lait.

Ne boire, uniquement, que de l'eau de St-Galmier (ou d'une source bicarbonatée calcique équivalente).

Déboucher d'avance ces eaux, lorsqu'elles sont très gazeuses, afin de leur faire perdre une grande partie de l'acide carbonique libre.

Pas d'autres repas que ceux qui sont prescrits plus bas.

En cas de sensation de faim à 4 ou 5 heures de l'après-midi, un verre d'eau de St-Galmier, mais jamais de goûter.

Exercice modéré de façon à développer un peu l'appétit.

Ne pas chercher à manger beaucoup pour augmenter de poids.

2° Des prescriptions spéciales :

A six heures un quart du matin, prendre un verre d'eau de St-Galmier. Se faire au besoin éveiller pour cela.

A 7 heures, deux œufs, 50 gr. de pain, un cachet. (Voir plus bas la composition du cachet).

A 11 heures un quart, un verre d'eau de St-Galmier.

A midi, déjeuner, avec viande maigre, œufs, poisson (pas de maquereau, de hareng, de saumon), ris de veau, rognon de veau ou de porc, foie, jambon maigre non fumé. Quantité totale de viande, de 150 à 250 gr. Un peu de légumes; 100 gr. de pain. Un cachet.

A 6 heures un quart du soir, un verre d'eau de St-Galmier. Dîner à 7 heures ou 7 heures et demie : potage au bouillon de viande dégraissé, avec pâtes d'Italie. Viande rouge ou blanche; œufs; quantité de viande, de 150 à 200 gr. Très peu de légumes.

Comme dessert, des fruits cuits de préférence, confitures, en petite quantité.

50 gr. de pain. Un cachet.

Les cachets que j'ai donnés sont ainsi constitués :

Carbonate de chaux................ 0 gr. 50
Phosphate tribasique de chaux.... 0 gr. 20
Chlorure de sodium................ 0 gr. 15
Magnésie calcinée................. 0 gr. 05

Il est manifeste que les indications ci-dessus données peuvent subir de la part du médecin des changements propres à adapter le traitement soit à l'âge et au poids, soit à la situation pécuniaire des malades.

Un enfant recevra environ, (1) trente centigrammes de sels de chaux pour la première année, et autant de fois cinq centigrammes en plus que d'années au-dessus de cet âge. Et si sa croissance est en pleine activité, la dose devra être en rapport avec ses besoins. A partir de 14 ou 15 ans il peut recevoir la quantité de sels de chaux indiquée pour l'adulte.

Nombre de tuberculeux salent leurs aliments d'une manière tout à fait insuffisante. Il sera utile de leur prescrire l'usage d'une plus grande quantité de chlorure de sodium,

(1) Par jour.

ou d'en introduire davantage dans les cachets à ingérer.

Les sels de chaux paraissent-ils n'être pas transformés, donnent-ils aux matières fécales une couleur grise, en entraînant une constipation pénible ? Il faut au besoin en cesser momentanément l'emploi et faire prendre un gramme de magnésie calcinée après chaque repas, tout en insistant sur l'usage du chlorure du sodium.

Lorsque les sels de chaux sont bien tolérés, (et c'est le cas le plus général), il y a peu d'inconvénient à en donner un léger excès, tandis qu'il serait nuisible de pécher par défaut.

Dans les familles de ressources modestes, où il faut conserver toutes les disponibilités pour l'alimentation, il sera utile de prescrire seulement le mélange calcaire et de supprimer la fabrication du cachet, d'autant plus que ces familles sont celles où la contamination est la plus imminente par suite de l'exiguïté des logements, de l'absence de précautions de la part du tuberculeux, ou de l'impossibilité matérielle de prendre ces précautions. Il est de toute nécessité que dans ces cas la famille entière soit astreinte au régime calcaire du malade. La poudre sera mise alors pour tous ses membres à la fois, dans des liquides épais, déjeuner du matin, potage ou dessert à midi, potage le soir. Mais ici nous entrons déjà dans la prophylaxie, dont je dirai quelques mots plus loin.

Les mesures habituelles en matière de tuberculose ne seront pas négligées : l'aération diurne et nocturne, les frictions cutanées, les révulsifs, tous les moyens propres à diminuer la sensibilité pulmonaire, à exalter les facultés assimilatrices, seront utilement prescrits, pourvu qu'aucun d'eux n'aille à l'encontre de la calcification. C'est pourquoi il est bon de proscrire rigoureusement toutes les substances et tous les produits décalcifiants.

Les malades devront avoir les épaules couvertes d'un tricot.

Et l'on ne négligera pas les recommandations d'hygiène destinées à éviter la dessication et la dispersion des bacilles : nettoyage du visage et des mains, de la bouche, crachoir hygiénique, etc.

Ces soins « à domicile » diminueraient énormément le nombre des malades susceptibles d'invoquer le secours du sanatorium, et, même avec la fourniture de la poudre calcaire, seraient beaucoup moins coûteux que ceux des établissements de ce genre. Ceux-ci, changeant un peu leur destination actuelle, auraient alors à soigner des tuberculeux à toute période. Le départ se ferait en peu de temps entre les moins malades et ceux dont on ne peut plus compter rétablir la santé, et on résoudrait au moins une partie du problème que pose la maladie, en séparant ces derniers des agglomérations qu'ils ensemencent.

Dans les hôpitaux, les phymiques seraient sévèrement triés, et il serait alors possible de leur faire une nourriture spéciale. La boulangerie de l'Assistance publique à Paris peut mettre dans le pain deux grammes, par kilogramme de pâte, du mélange à parties égales de carbonate et phosphate tribasique de chaux. Il serait mis pour chaque adulte 1 gr. 50 de ce mélange par moitié dans un des plats de chacun des deux repas, les légumes de préférence ; pour les enfants, auxquels on donnerait le même pain, et qui ne sont admis comme tels que jusqu'à 15 ans, un gramme, partagé entre les deux repas, serait suffisant. Et, pas plus là qu'ailleurs on ne doit tolérer les acides, les oranges en particulier, si souvent apportées aux malades tuberculeux pour leur rafraîchir la bouche. Si les ressources le permettent, il faudrait adjoindre au régime de l'eau de St-Galmier. Cette eau ne coûte pas plus que le vin, qui est nuisible et doit être supprimé. Un peu de café suffira pour tonifier le malade.

Le critérium du traitement est, non l'augmentation du poids, mais la conservation ou le retour des forces, la suppression des troubles digestifs qui existent presque toujours et de la diarrhée qui en dérive, ainsi que de la fièvre, des transpirations nocturnes, des hémoptysies ; la limitation rapide, puis la diminution des zônes d'infiltration. L'absence de ces améliorations doit faire rechercher une faute alimentaire. En même temps que les lésions très avancées évoluent en donnant des signes de plus en plus inquiétants, l'oreille se rend compte qu'autour d'elles le tissu est redevenu perméable à l'air. Lorsque les cavernules sont vidées, une rudesse inspiratoire intense persiste plus ou moins longtemps, puis fait place à une souplesse relative de la respiration, tandis que la submatité et l'augmentation des vibrations continuent à témoigner du lieu de la lésion.

Nota. — Dans le cas de cavernes ou cavernules, cultivant le streptocoque ou autres pyogènes, on retirera de très grands avantages de l'emploi des antiseptiques directs ou indirects, en particulier des « sels » de la créosote, donnés conjointement avec le traitement calcaire.

CHAPITRE VII

DISCUSSION DU TRAITEMENT. LES TUBERCULEUX SONT PHOSPHATURIQUES. LE TRAITEMENT REMÉDIE A CET ÉTAT, MAIS EST CONTRARIÉ SI LES DIGESTIONS SONT TROP LENTES. OBSERVATIONS : HÉMOPTYSIES APRÈS MAUVAISES DIGESTIONS, APRÈS USAGE D'EAU SULFATÉE CALCIQUE. LA CRAINTE DE LA COLIQUE NÉPHRÉTIQUE. LES EAUX DE VITTEL, CONTREXÉVILLE, MARTIGNY SONT DÉCALCIFIANTES. ELLES SONT, D'APRÈS LES TRAITÉS D'HYDROLOGIE, CONTRE-INDIQUÉES DANS LA TUBERCULOSE. MÊME PROSCRIPTION POUR LES EAUX SULFURÉES, OU SULFATÉES SODIQUES FAIBLES.

LA SURALIMENTATION N'EST PAS NÉCESSAIRE. LE REPOS N'EST PAS NÉCESSAIRE. L'AÉRATION DE PARIS PEUT ÊTRE SUFFISANTE. QU'EST-CE QUI EST NÉCESSAIRE? QUE TROUVE-T-ON DANS LES STATIONS FAVORABLES AUX TUBERCULEUX? DE L'EAU BICARBONATÉE CALCIQUE (BERCK, CANNES, MENTON). UN CERTAIN NOMBRE DE SANATORIUMS SONT CONSTRUITS DANS DES RÉGIONS CALCAIRES. DANS LES STATIONS NON OU PEU FAVORABLES, ON TROUVE DE L'EAU SULFATÉE CALCIQUE, OU DE L'EAU PURE.

D'OÙ FAIBLE IMPORTANCE DE L'AIR DE LA MER OU DE LA MONTAGNE. LE REFERENDUM DE « LA TUBERCULOSE INFANTILE » SUR LE CLIMAT MARIN.

LA GUÉRISON DÉFINITIVE. LE TUBERCULEUX NE DOIT PAS CESSER DE SE SOIGNER : APRÈS LE TRAITEMENT CURATIF, LE TRAITEMENT PROPHYLACTIQUE. CELUI QUI GUÉRIT PRÉSERVE.

Discussion. Je ramène, dans cet ouvrage, la guérison de la tuberculose à la calcification du sujet, obtenue en grande partie par une bonne hygiène digestive, et en tout cas inséparable de cette hygiène. On sait la grave signification d'une phosphaturie comme celle du malade de l'observation XV. M. Le Gendre la formule ainsi : « Quand la dénutrition commence chez le phtisique, elle se révèle par la phosphaturie ». (1) J'ai cherché à démontrer que cette phosphaturie, preuve de décalcification, était sous l'influence de l'ingestion d'acides tout formés, ou d'aliments capables de se transformer dans l'estomac en différents acides, dont l'acide lactique.

J'ai déjà mentionné les expériences de décalcification réalisées à l'aide de ce corps.

(1) P. Le Gendre : *Troubles de la nutrition dans les maladies ;... in Traité de médecine* Charcot. Bouchard, Brissaud 2ᵉ éd. T. I. p. 312.

M. Charrin (1) faisait cette année à l'Académie des Sciences de Paris les déclarations suivantes :

« D'anciennes expériences (2) permettent de prévoir, consécutivement à ces injections d'acides (lactique) « un abaissement de la résistance de l'organisme aux infections. J'ai reconnu qu'a l'égard de la tuberculose cet abaissement peut être très considérable ; ainsi l'inoculation d'une culture de bacilles de Koch assez atténuée pour laisser des témoins survivre durant 6 à 8 semaines, en 14 ou 16 jours amène la mort de cobayes soumis à ces injections, et déjà les granulalations sont manifestes ». Suivant le même auteur, le bacille de Koch lui-même provoque dans les cavernes la formation d'acide lactique, de sorte que l'infection tuberculeuse préparerait-elle-même son terrain. Je ne discute pas ce point en ce moment.

A la charge de l'acide lactique, on met de plus, vis-à-vis du bacille de Koch, un pouvoir chimiotactique négatif qui prend sans doute sa part à la diminution de notre résistance. Et il faut ajouter à ces redoutables propriétés,

(1) Acad. des Sciences, 10 avril 1905.
(2) Exp. de M. Arloing, de MM. Nocard et Roux.

pour les autres acides aussi bien que pour ce dernier, celle de rendre le sang plus fluide et moins coagulable, ce qui favorise son issue hors des vaisseaux de nouvelle formation, à parois fragiles, comme hors de vaisseaux plus importants, et déjà altérés.

Aussi, en présence de l'extension continue des lésions tuberculeuses, d'une marche sans arrêt de la maladie, de la fièvre, des sueurs, des hémoptysies, est-il bon, après avoir paré au plus pressé, de chercher dans le régime la cause de ces phénomènes. Le médecin n'est pas toujours obéi, compris ou consulté, et le malade commet parfois des fautes graves lorsqu'il croit pouvoir se soigner lui-même ou modifier son régime. Je citerai à ce propos trois observations éminemment suggestives.

OBSERVATION XVI

A la fin de mai 1904, vint me trouver, de la part du docteur Coursier, de Paris, une jeune femme de 22 ans, Mme P..., tuberculeuse depuis trois ans, et au courant de son état. Elle est accouchée depuis quelques mois et son enfant est mort. Elle ne l'a pas nourri. Son père et sa mère sont en très bonne santé.

La gravité et l'étendue des lésions ne permettent presque aucun espoir.

Les deux poumons présentent dans leur moitié supérieure en avant de la matité, des râles sous-crépitants de volumes divers, dont les bases ne sont pas complètement exemptes.

La respiration s'entend bien à ce niveau et se perçoit encore, très faiblement, dans les parties supérieures.

Matité et râles sous-crépitants dans les deux fosses sus-épineuses ; râles disséminés au-delà. Gros râles sous-crépitants sous l'aisselle gauche.

Fièvre assez intense tous les jours. Diarrhée et sueurs nocturnes. Il y a eu quelques petites hémoptysies.

Je mets la malade au régime que j'ai exposé : évacuation de l'estomac une demi-heure avant chaque repas, avec de l'eau de Saint-Galmier, puis de Fourchambault, espacement suffisant des repas; suppression de toutes graisses, du vin ; diminution considérable du pain (à 250 grammes par jour.)

Lorsque je revois la malade huit jours après, il n'y a plus ni diarrhée ni transpirations. Cependant la fièvre n'a fait que diminuer.

Les râles sont un peu moins abondants.

L'appétit est bon. Les forces se relèvent.

Au bout de 15 jours, la malade devient très affaiblie. Elle s'est enrhumée, et présente une recrudescence considérable des signes stéthoscopiques et de la fièvre. L'appétit restant très bon, le même traitement est continué.

Peu à peu, dans l'espace de cinq semaines, les signes s'amendent. La fièvre baisse, les râles diminuent de nombre et de volume, sauf en deux points : sous la partie interne de la clavicule et sous l'aisselle gauche, où ils sembleraient avoir augmenté et prendre le caractère caverneux. Les forces sont à leur état normalquoique la malade maigrisse sensiblement.

Le 1ᵉʳ août 1904, il n'y a plus guère de fièvre. Le poumon droit n'offre plus de râles. Sous la partie interne de la clavicule gauche ; il existe du souffle caverneux et un bruit de pot fêlé.

La caverne, de dimensions très petites, s'est entièrement vidée. Sous l'aisselle gauche persistent les râles cavernuleux signalés plus haut. Il n'y a plus rien ailleurs, et la matité, dans les points où elle existait, a fait place à la submatité.

La malade demande si elle peut aller en Auvergne chez ses parents. Je l'y autorise, en lui recommandant vivement de ne pas enfreindre son régime. Les forces sont dans le même état, ainsi que l'appétit.

Cependant l'amaigrissement est tel que la malade a fait son testament, pensant mourir en 15 jours.

Six semaines après son départ, son mari m'apprend qu'elle est pleine de courage, qu'elle fait de longues promenades, mange bien, n'a pas de diarrhée, mais que la fièvre est revenue.

En octobre se produit une hémoptysie grave. J'écris à la malade qu'elle a dû transgresser mes prescriptions, sans doute en usant dans les préparations culinaires, de plus de beurre qu'il ne convenait.

Je me rends en Auvergne et me rencontre chez la malade avec son médecin, auquel j'avais préalablement exposé le traitement.

A part les hémoptysies, dont l'une a été très sérieuse, les phénomènes stéthoscopiques sont un peu moins accentués que ceux qui existaient au début du traitement. La caverne sous-claviculaire ne donne lieu qu'à du souffle et le souffle caverneux a remplacé les râles sous-axillaires du côté gauche ;

mais en ce point, la cavité paraît être très grande. La patiente m'apprend que spontanément, dès son arrivée en province, elle s'est mise à manger du beurre, beaucoup de beurre le matin, dans l'espoir d'engraisser et d'augmenter de poids. Elle l'a ainsi continué pendant deux mois et demi, mais l'a cessé aussitôt après avoir reçu ma lettre. Autrement, elle a suivi rigoureusement mes prescriptions.

Tout alarme paraissait éloignée, la malade se levait de nouveau, reprenait forces et confiance, lorsque se produisirent des accidents formidables de dyspnée, palpitations, lipothymies et syncopes, avec température de 40°, douleur intense du côté gauche. Rien n'entrava la péricardite, due sans doute au voisinage, peut-être à l'ouverture de la caverne sous-axillaire, et la malade fut enlevée en 10 jours.

Observation XVII

Je soignais depuis 1899, M. L. J..., alors âgé de 59 ans, bien calcifié. Dents bien conservées, avec tartre causant de la gingivite et qu'il fallut enlever plusieurs fois.

Mais, dès 1902, le tartre diminue et les caries commencent. M. J... se rend chaque année à Évian pour sa gorge et y trouve régulièrement, dit-il, une amélioration. Cette année, il n'a pas eu cette amélioration.

Pour modifier son état général, son médecin lui a conseillé un régime presque entièrement végétarien. M. J... devient tout à fait sensible au froid, maigrit, tousse beaucoup.

En juin 1902, en juillet 1903, il ne s'est plus reproduit de tartre sur les dents. En octobre 1903, M. J... se présente chez moi, très amaigri, très affaibli, avec 100 pulsations par minute, alors que normalement, il en avait 60, suivant mes observations antérieures.

Il a, me dit-on, le cœur et les vaisseaux, les poumons en très bon état. Il me paraît donc être, pour son âge, en excellent état de circulation, et je me garde bien de conseiller un régime calcifiant que je considère comme nuisible à M. J... Sur ces entrefaites, Mme J... vient me voir seule et m'apprend que son mari, dans la crainte de voir se renouveler des coliques néphrétiques dont il a souffert plus de 20 ans auparavant, et sur la foi de son tempérament arthritique, a bu chaque jour, depuis un grand nombre de mois, une bouteille d'eau de Vittel. Cela m'explique la décalcification et la dépression physique et morale du malade. Je conseille de supprimer l'eau de Vittel et de la remplacer seulement par du phosphate acide de soude.

Après une légère atténuation de la neurasthénie, le malade part (novembre 1903), dans une ville du sud-ouest de la France, où son médecin lui découvre une caverne volumineuse. Deux mois après, il meurt d'une hémoptysie foudroyante.

OBSERVATION XVIII

Mlle D..., 27 ans (?) (novembre 1903), est atteinte de tuberculose depuis environ 10 ans. En juillet 1900, hémoptysie grave. Depuis cette époque, Mlle D... a cessé tout travail, et suit, autant qu'il est possible aux environs de Paris, les prescriptions de son médecin relatives à l'aération, au repos, à la suralimentation. Mais les troubles digestifs apparaissent. En 1903, Mlle D... maigrit, est extrèmement faible. Elle mange, comme cela lui a été recommandé, quatre fois par jour. L'appétit lui fait complètement défaut ; elle absorbe. en pleurant, et pourtant avec résolution, les mets préparés. La malade ne fait, du traitement que je lui recommande, que ce qui lui plaît. Elle se trouve bien de l'eau de Saint-Galmier. prend les cachets que je lui donne, puis reste plus ou moins longtemps sans m'en demander.

En janvier 1904, à ma grande surprise, se produit une hémoptysie qui la décourage. Je réduis le régime et redonne des cachets calcaires. La malade mange avec plus d'appétit et engraisse, ce qui la satisfait ; mais elle n'a pas davantage de forces. En octobre 1904, elle m'avoue qu'elle n'a pas cessé de se suralimenter, parce que. ayant diminué sa quantité d'aliments. elle a vu son poids baisser d'un kilogramme en trois semaines. Après mes explications, Mlle D... promet de ne plus se suralimenter.

Si la percussion dénote une très légère submatité en certains points du poumon droit, l'auscultation n'y fait absolument rien percevoir, comme bruits anormaux. L'ampliation thoracique très importante ne s'accompagne que d'une respiration à peine perceptible aussi bien à gauche qu'à droite.

Un mois après (9 novembre 1904), Mlle D... revient et m'apprend qu'elle ne s'est plus suralimentée, qu'elle se sent plus forte et qu'elle reprend goût à la vie et au travail.

A la percussion, il existe encore de la submatité en arrière à droite. Mais cette fois, je perçois partout la respiration, relativement souple. A gauche, à un travers de doigt au-dessous de la clavicule, un petit foyer de râles sous-crépitants fins, que je n'ai plus retrouvés dans les examens ultérieurs. Les choses allaient bien, lorsqu'en mars 1905 eut lieu encore une hémoptysie.

Au mois de juillet suivant me fut donnée l'explication de ces hémoptysies mystérieuses, sans grande influence, heureusement, autre qu'un retard apporté à l'achèvement de la guérison. À mes questions, il fut répondu que Mlle D... avait bien d'autres maux que son affection tuberculeuse, qu'elle avait eu autrefois des coliques néphrétiques, qu'elle avait été, au mois de janvier dernier, menacée de nouveau de ce côté, et avait immédiatement fait une cure d'eau de Contrexéville, comme elle en fait une à chaque fois en pareille circonstance.

Je l'interrogeai alors sur la coïncidence possible des hémoptysies précédentes avec une semblable cure.

Chacune des dernières hémoptysies, au nombre de trois, en 1903, 1904, 1905, avait été en effet précédée de l'absorption d'eau de Contrexéville, pendant la durée fatidique de trois semaines.

Je soigne en ce moment un jeune homme de 20 ans, G... dont le père, la mère, une sœur, sont morts récemment phtisiques ; une autre sœur, âgée de 14 ans, tuberculeuse à la première période, en suivant strictement le régime que je lui avais donné, vient de se guérir en quelques mois, et grandit sans aucun phénomène morbide. J'ai examiné ce jeune homme dès que les parents qui l'ont recueilli ont pensé qu'il était atteint de tuberculose. Il ne présentait pas la plus légère altération de la respiration. Comme il vit dans un milieu dangereux, je lui donne cependant un traitement (25 mai 1905).

Le 6 juillet suivant, il présente une fièvre intense, et paraît très abattu. Voici ce qu'il a compris du régime : il a supprimé le vin, boit de l'eau de St-Galmier aux repas et prend les cachets que je lui ai donnés. Mais il mange à toute heure et boit du lait quand il a soif, c'est-à-dire très souvent. Il a actuellement une congestion assez étendue du poumon droit.

Voilà donc, facilement reconnaissables, des obstacles à la calcification, des circonstances favorables à l'accroissement des lésions tuberculeuses. Est-ce que, d'après ce que j'ai montré de l'effet des troubles digestifs sur la phosphaturie, les observations de Mme P... (XVI) et du jeune G... ne sont pas comparables aux expériences des auteurs qui ont injecté de l'acide lactique aux animaux (Heitzmann, Teissier, Charrin)? Ne sont-elles pas comparables encore, sous le rapport de l'évolution tuberculeuse, aux expériences que M. Charrin a fait connaître cette année à l'Académie des Sciences ? (avril).

Et les observations XVII et XVIII ne répondent-elles pas merveilleusement à la contre-indication bien connue des eaux de l'Est, Contrexéville, Vittel, Martigny pour les tuberculeux ? Ces eaux, qui se réclament toutes d'une quantité infime de lithine, n'agissent pas autrement que d'autres, qui sont uniquement sulfatées calciques et décalcifiantes. C'est pourquoi je donnerai, à titre de renseignement, et pour éviter des méprises, le taux en sulfate de calcium de différentes eaux de la région :

Vosges	Vittel	Gde source	Demoiselle	Marie	Sce salée
		0 gr. 60	0 gr. 61	0gr.64	1gr.42
	Martigny	N° 1	N° 2		
		1 gr. 59	1 gr. 57		
	Contrexéville	Pavillon			
		1 gr. 56			
	Norroy-sur-Vair	Rond-Buisson			
		1 gr. 68			
	Hogécourt	Heucheloup	Coin du bois		
		1.81	1.61		
	Remoncourt	Bienfaisante du Rey			
		1.95			
	St-Vallier	Valère			
		1 gr. 30			
	Lorry-devant-Metz	Bonne Fontaine			
		0 gr. 34			
	Nancy	Bastion-St-Thibaud			
		0 gr. 33			

En règle générale, le soufre, les sulfures, les sulfates sont loin d'être favorables à la santé du tuberculeux, et lorsque l'état d'un organe, chez de tels malades, paraît nécessiter l'usage d'eaux pourvues de ces corps, elles devront être données avec une grande prudence, et non absorbées. Le groupe sulfureux de la Savoie, de l'Isère, des Hautes-Alpes, celui des Pyrénées et du Sud-Ouest ne sont pas plus recommandables. Il serait possible que ces considérations (nouvelles, je pense), fissent comprendre la fréquence et la gravité de la tuberculose en certaines régions. Le bon sens de mes confrères résoudra cette question. Mais en certains points du territoire français les deux termes m'en sont connus : eau sulfatée calcique, séjour défavorable aux tuberculeux. Je mentionnerai cette donnée à sa place.

Poussant jusqu'à l'extrème le raisonnement au moyen duquel je suis arrivé à formuler un traitement, je dois évidemment, comme je viens de le faire pour les dernières observations, chercher dans la manière de vivre des tuberculeux, dans leur régime, les raisons qui peuvent s'opposer à leur guérison, qui transforment certaines tuberculoses en cas irrémédiables, énigmatiques, déjouant tous les efforts des médecins.

Commencée pour le régime que le médecin dirige, et aboutissant à la réfutation de l'utilité d'un certain nombre de pratiques actuelles, cette étude s'arrêtait fatalement en face de certains dogmes, d'aspect pourtant paradoxal, mais au sujet desquels tout document me manquait. Et cependant, à ces tuberculeux guéris, guéris à une époque où nul n'eût osé espérer un pareil résultat et ne se fût hasardé à le promettre, à ces tuberculeux dont l'autopsie seule révélait la maladie ancienne, de date inconnue, à ces malades d'hôpital, quand avait-on procuré l'air pur, l'air de la montagne, ou l'air ou le climat marin, une température douce, le repos, la suralimentation ? Pourquoi ces malades avaient-ils reconquis la santé, alors qu'il paraît admis actuellement que ceux qui ne peuvent se procurer ces avantages sont voués à une fin prématurée ?

Considérant le repos dans les hôpitaux comme procurant à l'homme un régime alimentaire hygiénique, incapable de passer pour de la suralimentation, comme empêchant le malade d'introduire dans son estomac une quantité de vin ou d'alcool nuisible, comme lui permettant de digérer en temps utile et de ne pas mettre un repas par-dessus les résidus d'un autre, comme lui apportant, d'autre part, au moyen du potage, du pain et des viandes bouillies, une quantité appréciable de chaux, j'étais libéré de la formule repos et de la formule suralimentation (1). Parmi les malades que j'ai cités, j'ai laissé travailler tous ceux qui, pour vivre, étaient obligés de le faire, et ai laissé les autres libres. Deux d'entre eux qui ne travaillaient pas et avaient un régime défectueux sont morts, ceux qui se sont guéris sont précisément des gens qui travaillaient, soit physiquement, soit intellectuellement. Les soucis et les traces ont vivement tourmenté les deux malades de l'observation VIII et de l'observation XIII. Et on ne peut pas dire que ni les uns ni les autres aient joui, à Paris, d'un air bien pur.

Non que je veuille mettre en doute les guérisons obtenues dans les stations qui offrent cette qualité si appréciable, et dont je serais bien coupable de ne pas faire bénéficier, dans la mesure où ils peuvent le faire, tous les malades qui se confient à moi. Non que je veuille ignorer de parti pris les cures si méritoires et si remarquables qui sont, on peut le dire, à l'actif de nombre de mes confrères,

(1) J'entends par suralimentation surtout le nombre trop élevé des repas et leur abondance telle qu'ils ne puissent être digérés avant les repas suivants, mais non l'usage de viande en quantité plus grande que d'habitude, ou de poudre de viande qui permet l'alimentation même avec un estomac défectueux.

et surtout de certains maîtres. Mon but est de chercher seulement si ces guérisons concordent avec les idées que je soutiens, et si l'on ne trouverait pas, dans tous les cas favorables, un point commun, la présence de la chaux carbonatée, et dans les cas inverses, le ou les sulfates, ou l'absence du métal.

J'ai vu, depuis que j'ai établi ma conviction à ce sujet, d'autres malades que ceux qui font l'objet de mes huit premières observations, et j'ai pu constater chez eux le même caractère de dureté des dents que celui que j'avais signalé pour les premiers. C'était donc bien toujours le même but qu'il fallait atteindre. Par quelle influence occulte la mer pouvait-elle réaliser cette merveille de nutrition ?

Je dois à mon frère, le docteur J.-E. Ferrier, le premier renseignement qui m'éclaira : l'eau de Berck, me dit il, était calcaire. Cette eau provient du puits artésien d'Airon Saint-Vaast. Je m'en procurai l'analyse, signée du professeur Pouchet :

Chaux en CaO.................	137,7 (1).
Magnésie en MgO.............	5,7
Acide sulfurique en SO^3.......	8,2
Chlorure de sodium en NaCl...	39,6

(1) En milligrammes et par litre.

Composition probable.

Sulfate de chaux..............   14, (1)
Carbonate de chaux, en CO³Ca.   235,7
Carbonate de magnésie en CO³Mg   12,
Chlorure de sodium en NaCl...   39,6.
Degré hydrotimétrique total.....   28 d. 5
Degré hydrotimétrique permanent.   3   2.

Traduite en bicarbonate, la dose de chaux carbonatée atteindrait 0 gr. 393. Cette proportion, considérable pour une eau d'usage courant, pouvait expliquer pourquoi des établissements analogues à ceux de Berck, mais non alimentés par la même eau, n'avaient pu prospérer, même à une distance assez faible. Il est vrai que la station jouit, parait-il, d'un très mauvais renom au point de vue de la tuberculose pulmonaire. Il n'est pas certain qu'elle le mérite actuellement.

Je m'informai dès lors de la composition des eaux d'un certain nombre de stations hivernales maritimes, les unes connues comme favorables, les autres comme désavantageuses pour les tuberculeux.

La ville de Cannes, séjour de prédilection de ces malades, vantée dans les ouvrages d'hydrologie médicale, est pourvue, au moyen du canal de la Siagne, d'une eau dont voici l'analyse (2) :

(1) En milligrammes et par litre.
(2) Due à l'obligeance de M. P. Loiseau, ancien interne en pharmacie, médaille d'or des hôpitaux, ancien préparateur des travaux analytiques à l'École supérieure de pharmacie.

Degré hydrotimétrique total........   13'
Acide sulfurique en SO'...........   0 gr. 012
Chaux totale en CaO ....   0 gr. 086
Chaux du sulfate.................   0 gr. 009
Chaux non sulfatée................   0 gr. 077
Chlorures...................   »

En bicarbonate, la chaux égale 0 gr. 220 par litre.

La proportion de sulfate est extrêmement faible, puisque M. Pouchet n'a décelé que 7,5 milligrammes et M. Loiseau 12 milligrammes d'acide sulfurique.

La même eau est fournie de plus au Golfe Juan. Mais cette station possède encore nombre de puits, dont l'eau est moins bien composée que celle de la Siagne, et de citernes dont l'eau ne contient naturellement pas de chaux. Aussi est-on indécis sur la valeur du golfe Juan pour les tuberculeux.

Menton, qui garde encore une belle réputation de climat sain et avantageux, reçoit en grande partie l'eau du Sorgio, dont le bicarbonate de chaux atteint par litre 0 gr. 23 (Loiseau). Le sulfate n'y est compris que pour un quart de la proportion de bicarbonate.

Malheureusement l'eau de la Vésubie, riche seulement en sulfate (plus de 0 gr. 20 pra litre, Loiseau), a été amenée dans la ville, dont elle alimente une faible partie depuis 1884. Elle peut causer des mécomptes.

Sur l'autre rive de la Méditerranée, Alger n'est pas moins célèbre que les localités provençales dont je viens de parler. L'eau de Mustapha contient 0 gr. 30 de bicarbonate de chaux, avec 0 gr. 03 seulement de sulfate (Loiseau).

Nice possède certainement, dans les nombreuses sources qui l'approvisionnent, des eaux assez favorables, mais je ne saurais les indiquer, les analyses n'ayant pas été faites avec l'intention d'éclairer ce point.

La Siagnole, affluent de la Siagne, a été détournée au profit de Saint-Raphaël, et des villas de Valescures, Boulouris, Agay, Anthèvre, du Trayas. Pourvue seulement de 0 gr. 157 de bicarbonate de chaux par litre, elle se déprécie par la présence de plus de 0 gr. 06 de sulfate (Loiseau).

A Hyères, on trouve la source du « Père Eternel » presque uniquement sulfatée ; à Beaulieu, la Vésubie dont j'ai déjà signalé la valeur en sulfate. Aussi est-on très prudent lorsqu'il s'agit du séjour des tuberculeux dans cette commune, et recommande-t-on instamment de n'y pas envoyer les congestifs. Je crois fermement que ceux qui ne le sont pas peuvent l'y devenir. Si cette catégorie de malades est défavorablement placée à Beaulieu, il est admis sans conteste que les athéromateux s'y trouvent fort bien, ce qui confirme encore les assertions que j'ai avancées. Mais je ne peux entrer ici dans cette discussion.

Au bord de la mer, en différents points, et en raison des résultats frappants de Berck, la charité privée et l'assistance publique ont fondé des établissements qui répondent, semble-t-il, assez mal aux espérances qui avaient présidé à leur édification. La cause de cette déception ne tiendrait-elle pas à la composition de l'eau ? Je connais celle de deux d'entre eux, que je ne peux nommer. Dans l'un, on trouve 0 gr. 11 et 0 gr. 18 de sulfate de chaux pour 0 gr. 015 milligrammes de bicarbonate (Loiseau); dans l'autre, la proportion élevée de bicarbonate de chaux 0 gr. 27, est malencontreusement corrigée par plus d'un tiers de sulfate (Loiseau). Cette eau, qui provient d'un forage artésien, contient des traces de chlorure de sodium.

M. le médecin-major Drouineau a publié (1) une brève mais intéressante étude sur la façon

______

(1) *La Tuberculose infantile*, 1903, n° 6 et 1904, n° 1.

dont se comportaient, dans l'île de Ré, les tuberculeux autochtones et les tuberculeux importés. Il a remarqué que les premiers résistent pendant longtemps et ne présentent pas de fièvre, malgré la présence de cavernes. Il cite des cas d'évolution semblable dans d'autres îles de l'Océan Atlantique.

Les seconds, au contraire, malgré les précautions du docteur Drouineau, malgré les pesées, les examens répétés tous les mois, même tous les huit jours pour les suspects, offrent parfois des poussées subites et violentes ; « deux malades sont morts à l'hôpital ; les autres (4), emmenés par leurs familles, ont également succombé chez eux plus ou moins rapidement. » J'insiste, encore une fois, dit l'auteur, sur la rapidité d'évolution du mal, telle, que je me trouvais en présence d'un malade qui n'était presque plus transportable, avant, pour ainsi dire d'avoir pu faire un diagnostic. »

Sur ma demande, le docteur Drouineau a bien voulu me dire que l'eau de citernes est exclusivement employée pour les soldats en garnison dans l'île, laquelle est, dit-il, dépourvue de toute source.

(1) Tuberculose infantile. 1902. Les autochtones ne sont pas des soldats.

Faut-il mettre à l'actif de l'air marin l'évolution si lente et l'absence de complications des lésions tuberculeuses des autochtones? Mais les soldats vivent en plein air plus longtemps sans doute que n'y vivaient les deux dames citées par le docteur Drouineau. Faut-il invoquer le contact habituel de l'air violent? Ce fait semble jouer un rôle, puisque des insulaires, même améliorés sur le continent, subissent, au retour dans leur île, le même sort que les importés. De toutes façons donc, les habitants de la terre ferme n'ont pas à compter sur les bienfaits de l'air marin dans ces conditions. Pour juger la question, il faudrait en plus des documents au sujet de l'alimentation, abondante en poisson et notamment en petits poissons.

Les distingués directeurs de la « *Tuberculose infantile* », MM. Derecq et Barbier ont eu l'heureuse idée de demander, au sujet de l'air marin, l'avis des médecins qui exercent surtout au bord de la mer. *Tot homines, tot sensus.* La forme de referendum, enfermant les réponses dans des limites par trop étroites, ne se prête pas beaucoup à l'expression des idées personnelles. Aussi les correspondants de la Revue se sont-ils évadés des questions posées, pour traiter le sujet à leur point de vue. Il semble tout d'abord que la consultation ne mette rien en lumière.

A part la condamnation formelle, envoyée par onze médecins, de l'air marin pour les tuberculeux pulmonaires, on se trouve en présence d'une foule de distinctions, concernant le tempérament du malade, la saison, la localité, le vent, le sable, les abris, la température, et qui découlent toutes, soit de faits observés, soit de principes devenus classiques et invoqués à *priori*. Pourtant, une idée nette se dégage du referendum, et je me permettrai de l'exposer : on peut diviser les médecins qui ont répondu en deux camps, suivant les localités dans lesquelles ils exercent. Les uns n'ont vu que des insuccès, des désastres, et le font vivement savoir. Les autres, plus fortunés, ont vu des guérisons nombreuses, sont pleins d'espoir et ne comprennent ni ne peuvent admettre le « haro » des autres confrères. Sans rappeler les nombreux points maritimes d'où partent les cris d'alarme, je me contenterai de citer ceux qui ont le bonheur de donner lieu à la tranquillité d'esprit, bien légitime du reste, des médecins partisans de la cure aux bords de la mer : ce sont les stations de Cannes, Menton, Arcachon—Biarritz et Beaulieu sont très discutés. J'ai dit pourquoi Cannes et Menton me paraissaient éminemment favorables. Je n'ai eu aucun échantillon de l'eau d'Arcachon ; mais les huîtres qui s'y élèvent sont un témoignage de la nature calcaire de l'eau du bassin, comme à l'estuaire de la Charente, prolongé par le pertius d'Antioche, les gryphées connues sous le nom de « Portugaises » et les huîtres de Marennes témoignent de la nature calcaire des eaux du fleuve. Il ne serait donc pas surprenant que le service d'Arcachon fût assuré par de l'eau calcaire.

Comme il n'a jamais été question d'une pareille étude, on ne saurait s'étonner que je n'apporte pas d'emblée tous les documents. Et j'avoue que j'ai cru pouvoir, de plusieurs faits d'ordres divers, conclure à l'universalité, avec plus de raison qu'on n'a fait jusqu'à présent pour d'autres éléments. Il resterait pourtant à l'air des stations maritimes une grande qualité, c'est d'être pur, quand il vient de la mer et qu'on est peu éloigné du rivage.

On ne fait plus actuellement aucune différence entre l'air pur de la montagne et celui de la mer, au point de vue des qualités qu'ils offrent pour les poumons. Aussi ne consacrerai-je que peu de lignes à la montagne.

Un certain nombre de sanatoriums, privés ou publics, ont été fondés en pays calcaire. Angicourt, par exemple, réalise cette condition. Il me sera permis de dire que les pensionnaires de cet établissement reçoivent une fois par jour, l'après-midi, un breuvage dans lequel sont incorporés, avec d'autres sels, deux grammes de carbonate de chaux. Les malades et l'assistance publique n'ont, je pense, qu'à se louer de cette pratique de mon ami le docteur Georges Küss, médecin en chef de cet établissement. Si je ne la recommande pas, c'est parce que nos idées diffèrent sur le régime, et parce que ma manière d'agir personnelle dérive de considérations différentes, exige une durée moindre de traitement, est par conséquent moins coûteuse et aboutit à la prophylaxie, but de tous les efforts.

Il me semble que le sanatorium de Durtol, installé dans le voisinage de Clermont, peut être pourvu d'eau calcaire. Les nombreuses sources de Clermont, de Royat, sont toutes riches en bicarbonate de chaux, et Durtol est à une faible distance de Royat. Je sais que Leysin reçoit son eau de terrains calcaires. Si je ne puis affirmer pareille chose pour les établissements de Davos, de Saint-Moritz, il ne faut pas oublier que l'Engadine est calcaire. Le Taunus, qui porte Falkenstein, est aussi calcaire, et il en jaillit des sources bicarbonatées calciques (Aud'houi).

J'ai cité les plus renommés des sanatoriums parce que leur célébrité peut être précisément due à leurs rapports géologiques, et que des rapprochements de cet ordre avec les faits positifs que j'ai énumérés, peuvent donner encore plus de poids au traitement que je préconise.

Quant au climat et à la température, il semble bien que les cures réalisées dans les sanatoriums d'altitude, basées en partie sur l'endurcissement au froid, doivent dispenser de leur étude. Mais rien n'empêcherait d'allier, dans les stations tempérées, les frictions et l'hydrothérapie au reste du traitement.

Il y a pourtant, me dira-t-on, des insuccès même dans les villes pourvues d'eaux calcaires. Ils ne manquent sans doute pas non plus en divers sanatoriums bien dotés sous ce rapport. Eh bien, y a-t-on mis en pratique le régime d'alimentation qui seul préserve des fermentations et de leurs conséquences ? Y a-t-on proscrit, et ne conseille-t-on même pas l'orange, dont j'ai dénoncé (1) l'influence né-

(1) *Bulletin de la Société de Biologie.* 1903, LV, p. 937.

faste sur la calcification du sang? Je connais une jeune femme qui se suralimente depuis quatre ans. Devenue énorme, elle n'est pas encore guérie. Sur le conseil de son médecin, pour diminuer les fermentations intestinales, elle prenait des oranges, jusqu'à sept par jour. Aussi faisait-elle de fréquentes séances chez les dentistes.

Dans combien d'autres localités pareille pratique est-elle tolérée ou encouragée? Pour les malades, c'est une distraction, mais bien nuisible, et si répandue qu'à elle seule elle peut expliquer de nombreux déboires.

En résumé, les diverses questions étudiées avec tant de zèle dans les réunions médicales, avec la volonté d'arriver à un résultat social, me paraissent d'un ordre tout à fait secondaire à côté de celle que je me suis efforcé de rendre claire : la nécessité d'éléments calcaires particuliers dans le régime, et d'un régime réglé de telle sorte qu'il ne puisse faire perdre ni ces éléments ni ceux qui font déjà partie de l'organisme du malade, en un mot la calcification constante du tuberculeux.

Combien de temps, après la disparition des signes physiques, la guérison peut-elle être tenue pour définitive? On m'a fait pour mes malades guéris, cette objection que le temps écoulé depuis la guérison apparente n'était pas suffisant. Cette opinion est basée sur des faits tout différents de ceux que j'ai présentés. On a déclaré assez récemment la faillite des sanatoriums, après que des auteurs allemands eurent écrit qu'ils voyaient revenir, malades de nouveau, des sujets qu'ils avaient guéris déjà 6 ans auparavant.

En sorte qu'il ne faudrait pas croire à la guérison définitive avant ce laps de temps ? D'autres auteurs ont judicieusement réduit cette période à deux ans après la cessation de tout signe physique. J'interpréterais autrement, et comme une réinfection, la récidive admise par les auteurs au bout de cinq ou six ans : il est tout aussi facile de localiser une infection nouvelle sur un point du poumon anciennement atteint ou dans son voisinage, que de rouvrir après si longtemps une lésion cicatrisée. Malgré les mesures d'hygiène prises en Allemagne, le régime y est éminemment prédisposant à la tuberculose, et si les bacilles sont moins disséminés que chez nous, ils trouvent plus souvent un terrain favorable, en voie de décalcification.

Néanmoins, faute de données personnelles, j'accepte provisoirement la durée de deux ans après la disparition des signes, y compris celle des bacilles dans l'expectoration. Mais n'est-ce pas beaucoup d'avoir produit ce résultat dans le temps si court que j'ai mentionné, sans faire quitter à mes malades leurs occupations ? Et n'est-ce pas un avantage sur les méthodes qui réclament des soins beaucoup plus longs ? Mes malades ont appris à vivre, je veux dire à manger ; ils continuent par conséquent à se soigner. Faudrait-il les laisser revenir au genre de vie qui leur a valu une première atteinte ? Le milieu qui la leur a procurée les fera la proie d'une seconde pour les mêmes raisons. Cela signifie que, même après guérison reconnue, le tuberculeux doit suivre un régime qui ne lui permette pas de perdre de la chaux, car il se réinfectera dans ce cas, je ne saurais trop le répéter, tout aussi bien qu'il l'a fait une première fois. Après avoir été guéri, il doit, d'abord rester guéri, ensuite *ne pas redevenir malade.*

CHAPITRE VIII

Prophylaxie

Utilité de la prophylaxie. La prophylaxie calcaire répond aux nécessités sociales. Régime pour le soldat, pour les collégiens. La nourrice et le nourrisson.

L'opinion que je viens d'exprimer est étroitement liée à la prophylaxie de la tuberculose. Il est clair que si l'on obtient rapidement, par la méthode physiologique de résistance de l'individu, la guérison de lésions tuberculeuses, on doit arriver, par l'application de la même méthode, à prévenir le développement bacillaire, à rendre l'individu réfractaire. Depuis longtemps on s'est efforcé de prévenir la tuberculose. Je crois qu'on y est arrivé souvent, mais que la tâche sera beaucoup plus facile avec des données précises sur nos moyens de résistance.

Le nombre des tuberculeux est, dans certaines villes, la moitié de celui des vivants. Beaucoup de gens respirent donc des bacilles de Koch, mais en réalité peu le cultivent, puisque la tuberculose ne cause qu'un quart des décès à Paris. Il faut aider à résister ceux qui peuvent devenir malades, et faire peu à peu disparaître de la statistique cette cause de décès. Le projet parait bien hardi, mais il est logique et il répond au desideratum exprimé par tous les médecins qui s'efforcent de lutter contre la terrible maladie (1).

Deux catégories d'individus doivent attirer plus particulièrement l'attention en raison de la facilité que présentent chez eux les mesures prophylactiques : Ce sont les soldats et les pensionnaires. Les premiers fournissent à la tuberculose un nombre énorme de victimes: jusqu'à 3.000 par an dans l'armée de terre, jusqu'à 76 pour cent des décès dans l'armée de mer. Or, on élimine d'emblée tous ceux qui ont des lésions évidentes. Il serait donc relativement simple d'essayer d'immuniser tous les autres. De la sorte, la caserne ne serait plus, par les malades qu'elle renvoie dans leurs familles,

(1) La suite des idées m'a fait placer au traitement (p. 125) la prophylaxie pour la famille dont un membre est tuberculeux.

un foyer de dissémination de la maladie, mais deviendrait au contraire une école de résistance, d'où rayonneraient, au départ du soldat, les principes d'après lesquels on se soigne et se guérit.

Le soldat ne se suralimente pas. Il n'a par conséquent de troubles digestifs que ceux que lui cause l'usage du vin, heureusement irrégulier et peu dangereux, avec la vie fatigante qu'il mène.

Il faudrait introduire dans ses aliments un mélange à parties égales de carbonate et de phosphate tribasique de chaux. La dose serait de 1 gr. 50 à 2 grammes par jour, selon les régions, et selon les données qu'aurait fournies l'analyse du pain.

Le pain est toute la journée à la disposition du soldat qui, entre les exercices, lui fait des emprunts justifiés souvent par une insuffisance d'alimentation. On mettra donc dans le pain une quantité du mélange calcaire (1) telle que le soldat en prenne par ce moyen 0 gr. 50 dans la journée.

Le reste de la ration individuelle, soit un gramme ou 1 gr. 50 sera mis par moitié dans la substance de chacun des deux repas.

(1) Phosphate de chaux tribasique } parties égales.
    Carbonate de chaux.......... }

Je n'ignore pas que de pareilles mesures demandent, de la part de ceux qui ont à les exécuter, une conscience rare et une confiance profonde. Ces deux qualités manqueront souvent, mais elles peuvent être remplacées par une surveillance rigoureuse. On a le droit de se montrer sévère lorsqu'il s'agit d'intérêts de cette sorte. La simplicité du moyen vaut bien qu'on fasse quelques sacrifices. Et jamais la surveillance ne devra être en défaut : il faut que dans la pâte du pain, que dans les marmites régimentaires, les doses soient mises en présence de l'agent *responsable*.

Pour les collégiens, en raison de l'âge et de la taille, il pourrait y avoir de très grandes inégalités dans la distribution si une surveillance régulière ne permettait pas de proportionner méthodiquement le dosage aux besoins, pour lesquels il est facile de créer des classes. Un mélange étant fait avec

Carbonate de chaux....
Phosphate triulcique... } ââ parties égales.

serait distribué entre quatre classes d'élèves, l'inférieure recevant par jour un gramme de la poudre répartie par moitié entre les deux repas, toujours dans un plat de légumes s'il est possible, et les autres classes recevant chacune quinze centigrammes de plus que la classe immédiatement inférieure.

L'enfant à la mamelle est susceptible de calcification par l'entremise de la nourrice, à laquelle on fera prendre par jour deux grammes du même mélange, et dont on surveillera soigneusement l'alimentation, presque toujours trop copieuse (1).

Plus tard, et à partir de la première année, on lui donnera, ainsi que je l'ai dit plus haut, par jour trente centigrammes de phosphate de chaux, et autant de fois cinq centigrammes que d'années en plus. Il est très facile de faire accepter la poudre aux enfants. Je me suis expliqué précédemment au sujet du danger des bonbons et pâtisseries. Je n'y reviens pas. Les parents qui suivront ces indications échapperont aux angoisses de ceux qu'inquiète toujours la méningite possible, et aux tourments de ceux dont elle a visité le logis. J'en ai comme preuve des exemples récents.

(1) La quantité de lait que prend l'enfant en une télée régulière n'étant pas digérée en 2 heures, les tétées seront espacées de trois heures, et on se gardera sévèrement de donner le sein pour calmer les cris du nourrisson. Il suffira pour cela de lui faire prendre, en usant pour le début de subterfuges parfois nécessaires, quelques cuillerées à café d'eau sucrée additionnée d'un peu de bicarbonate de soude et d'une quantité moitié moindre de carbonate de chaux en suspension.

CHAPITRE IX

Considérations sur les rapports
du traitement calcaire.

Les rapports du traitement calcaire avec les travaux antérieurs. La tuberculose est résultat et non cause de phosphaturie. Les prédisposés de M. A. Robin, ont un nombre exagéré de battements cardiaques (Trousseau), de respirations, et des échanges respiratoires exagérés parce qu'ils sont décalcifiés. Les arthritiques sont des gens bien calcifiés, et doués d'un nombre plus restreint de pulsations (sang moins fluide). La calcification et l'alcoolisme.

Ce travail étant destiné surtout à vulgariser des notions thérapeutiques, je ne peux ni en faire un gros volume scientifique, ni en développer longuement la portée sociale. Cependant qu'il me soit permis de montrer brièvement qu'il est d'accord avec un certain nombre de faits dont la science a reconnu la valeur, et d'insister sur quelques-uns de ses avantages sociaux.

Tous les médecins sont d'accord pour proclamer qu'il faut changer le terrain tuberculeux ; mais entre l'apparition et la réalisation du desideratum, il y avait loin. Comme je l'ai dit, les travaux suscités ont été nombreux et si l'on voulait les rapprocher tous les uns des autres, on verrait clairement les progrès marqués par chacun d'eux vers le but.

Ainsi M. Bouchard dénonce les « formes ébauchées de l'ostéomalacie », et y voit un défaut dans la nutrition. D'autre part tous les auteurs reconnaissent que la tuberculose s'accompagne de phosphaturie. De plus les beaux travaux de M. Albert Robin et de son collaborateur, M. Maurice Binet, décèlent l'exagération des échanges respiratoires chez les tuberculeux et chez les prédisposés. Mais il me semble qu'il eût fallu ne pas considérer la tuberculose comme cause de phosphaturie et ne pas considérer l'exagération des échanges respiratoires comme un phénomène *idiosyncrasique* de prédisposition à la tuberculose. On savait que l'acide lactique injecté déterminait la phosphaturie ; on savait qu'il s'en produisait souvent chez les dyspeptiques ; on savait que les tuberculeux étaient presque toujours des dyspeptiques avérés. Pourquoi ne pas rattacher ensemble ces diverses notions ?

Il eût ainsi apparu que les « prédisposés » de M. A. Robin sont des décalcifiés, au sang plus fluide, dont le cœur atteint, par cela même, un nombre de pulsations supérieur d'un septième environ à la normale des calcifiés, faisant passer par les poumons et par les reins une quantité de sang plus élevée de la même proportion, et que l'aération pulmonaire suit fatalement chez eux la même marche.

Comme conséquence de l'étude des digestions, il eût apparu que la phosphaturie des phtisiques relevait d'elles et non de la maladie.

Mais j'avoue que là se seraient sans doute arrêtés les efforts, par suite de l'obstruction qu'apportait à leur continuation dans ce sens la nécessité admise des sels de chaux solubles, l'inutilité non moins prônée des sels insolubles, et pour tout dire l'incertitude où nous étions des causes véritables de calcification et de décalcification.

Je ne mentionnerai plus qu'un point : la calcification prononcée des goutteux et des arthritiques; en rapport également avec l'infériorité des échanges respiratoires relatée par MM. Robin et Binet. Je me propose de revenir plus tard sur l'influence de la chaux dans l'organisme.

Il serait puéril de s'appesantir sur les avantages sociaux de la disparition de la tuberculose. La maladie coûte cher et, d'après Rochard, toutes les maladies coûtent à la France un milliard et demi par an. Mais j'insisterai quelque peu sur les rapports de la tuberculose et de l'alcool.

D'après ce qu'on a vu plus haut j'accuse l'alcool de paralyser l'estomac et l'intestin, et de favoriser les fermentations gastriques, auxquelles, d'ailleurs, il prend part en se transformant en acide acétique. Sous le rapport qui nous occupe, je ne lui vois et ne lui crois pas d'autre influence nocive, mais celle-là est suffisante.

Suivant des faits personnels, j'ai remarqué, relativement à l'alcool et au vin, des périodes de tolérance coïncidant avec la décalcification, et d'intolérance avec la récalcification. Et ces deux boissons brûlent non-seulement l'estomac, mais le pharynx, au point qu'elles deviennent insupportables. Sans avoir en rien suggestionné mes malades, j'ai recueilli de leur bouche l'aveu qu'ils ne pouvaient plus boire de vin. Cela peut ne pas durer. Mais cela expliquerait fort bien comment un médecin de mes amis transforme ses malades en adeptes de la ligue antialcoolique ; et l'on voit comment cette dernière étant en réalité antituberculeuse, les ligues antituberculeuses atteindront fatalement le résultat d'être antialcooliques.

APPENDICE

LISTE DES SOURCES MINÉRALES BICARBONATÉES CAL-
CIQUES DE FRANCE.

Afin de faciliter le traitement, j'extrais de
l'ouvrage de MM. Jacquot et Willm : « *Les
eaux minérales de la France* la liste des eaux
bicarbonatées calciques suffisamment riches
pour être avantageusement utilisées dans le
traitement de la tuberculose. Malgré l'abondance des eaux de Saint-Galmier, je pense en
effet qu'elles ne suffiraient pas.

Il existe certainement bien d'autres sources.
Toutes celles que j'ai mentionnées ne contiennent, relativement au bicarbonate de chaux,
pas plus du triple de bicarbonate de soude, et
pas plus d'un quart de sulfate de chaux.

Nombre de sources sont réputées utiles et
reconstituantes pour une proportion infime
de minéraux, qui doivent leurs qualités au
bicarbonate de chaux. Il y aurait lieu de faire

sous ce rapport une classification différente de ces eaux.

Je n'ai pas cité Châtel-Guyon, la station française dont les eaux contiennent le plus de bicarbonate de chaux, parce que je n'ai pu constater, par les dents, quel est le résultat du traitement.

On comparera facilement entre elles ces différentes eaux en élevant de moitié le chiffre de carbonate donné, pour obtenir le bicarbonate. L'approximation est suffisante.

Départements	Localités	Nom de la source	Carbonate de chaux	Bicarbonate de chaux	Carbonate de magnésie	Bicarbonate de magnésie
Ardèche......	Genestelle.	Château de Craux.	0.520	»	0.0750	»
»	Antraigues.	»	»	0.460	»	0.079
»	Jaujac.	Moyenne 2 sources.	»	0.679	»	0.470
»	Tournon.	Source Henriette.	0.2880	»	0.006	»
»	Celles.	Puits Artésien.	0.905	»	0.061	»
»	»	Bonne-Fontaine.	0.718	»	0.054	»
»	»	Fontaine Ventadour.	0.426	»	0.038	»
»	Neyrac.	Moyenne de 2 sources.	»	0.799	»	0.432
»	Asperjoc.	La Reine.	»	0.310	»	0.125
Ariège........	Peyrat.	Foncirgue.	0.1897	»	0.0115	»
Aude........	Alet.	Compagnie.	0.2322	»	0.0851	»
»	»	Commune.	0.1508	»	0.0820	»
Aveyron......	Taussac.	Moyenne de 3 sources.	»	0.730	»	0.447
»	Brommat.	»	»	0.371	»	0.1630
»	Sylvanis.	Source Moines,	»	»	»	»
»	»	Petites baignoires.	»	0.350	»	»
»	»	Petites Eaux,	»	»	»	»
»	»	Bains nouveaux.	»	0.3984	»	0.1000
»	Le Cayla.	Prugnes.	»	0.7225	»	0.2928
B.-du-Rhône...	Aix.	Sextius.	0.1410	»	0.0054	»
B.-Pyrénées...	St-Christau.	Moyenne de 3 sources.	0.130	»	0.0135	»
»	Ogen.	»	»	0.2121	»	0.0262
»	Pau.	Source du Parc.	»	0.203	»	0.012
Cantal........	Coren.	Source Font-de-Vic.	0.532	»	0.080	»

Départements	Localités	Nom de la source	Carbonate de chaux	Bicarbonate de chaux	Carbonate de magnésie	Bicarbonate de magnésie
Corse........	Orezza.	»	0.602	»	0.0074	»
»	Rapaggio.	Peretti.	0.388	»	0·067	»
»	»	Source du Pasteur.	»	0.6924	»	0.0291
»	»	Tascaveista.	0.421	»	0.017	»
»	Stazzona.	Piane.	0.384	»	0.019	»
»	Piédicroce.	Siala.	»	1.227	»	0.031
»	Arr¹ de Corté { San-Gavino.	Galdane.	»	1.0152	»	0.1136
»	Terrano.	Pardina.	»	0.3470	»	0.0358
Côte-d'Or.....	Magnien.	Source Romaine.	»	0.3268	»	»
Drôme........	Condillac.	Moyenne de 2 sources.	»	1.426	»	0.090
»	Bourdouyre.	»	»	1.415	»	0.125
»	Murcils.	»	0.385	»	0.040	»
Finistère......	Kerlouan.	»	0.147	»	0.105	»
Gard.........	Vergéze.	Source Dalimbert.	0.9175	»	»	»
Gironde.......	Cestas.	Fontaine-Sablons.	0.150	»	0.024	»
»	Bordeaux.	Monrepos.	0.215	»	»	»
»	Saucats.	»	0.217	»	»	»
»	Belloc.	»	0.182	»	»	»
»	Bernos.	»	0.171	»	»	»
»	Cours.	»	0.184	»	»	»
Hautes-Alpes..	St-Pierre d'Argençon.	»	0.792	»	0.068	»
»	Aspres-lès-Veynes.	Buëch.	»	1.174	»	1.107
Hte-Garonne ..	Muret.	Montégut-Ségla.	0.2740	»	0.0020	»
»	»	Ste-Madeleine de Flourens.	0.3128	»	0.0151	»
»	Couret.	»	»	0.2734	»	0.0428
»	Boussan.	»	»	0.372	»	0.096
»	Le Plan.	Castille.	»	0.358	»	0.015
Haute-Loire...	St-Martin de Fugères.	Source de Bonnefont.	»	0.320	»	0.250
»	Les Extreys.	»	»	0.5336	»	0.3219

Départements	Localités	Nom de la source	Carbonate de chaux	Bicarbonate de chaux	Carbonate de magnésie	Bicarbonate de magnésie
Haute-Loire...	Prades.	Lorjalier.	»	0.664	»	0.116
»	St-Géron (arrond. de Brioude.)	»	»	0.5789	»	0.4919
Haute-Saône...	Etuz.	»	»	0.331	»	0.038
Haute-Savoie..	Thonon-les-Bains.	»	»	0.300	»	0.100
Hérault.......	Avène.	»	»	0.5184	»	0.1440
»	St-Julien.	»	0.500	»	0.200	»
»	Rieumajou.	»	0.770	»	0.060	»
»	Palavas.	»	1.4000	»	0.0600	»
Isère	Le Monestier de Clerm¹.	Sabina-Alexandra.	»	1.460	»	0.430
»	Grand et Petit Oriol.	Accarias-Bordonnenche.	»	1.505	»	0.162
»	»	Amélie-Valentine.	1.405	»	0.254	·»
»	»	»	1.24	»	»	»
Landes	»	Auvergne.	1.163	»	0.060	»
»	Gamardi.	Ste-Marie.	0.2000	»	0.0084	»
»	Villeneuve-de-Marsan.	»	0.150	»	0.010	»
Loire.........	St-Galmier.	Badoit.	»	1.02	»	0.42
»	»	Rémy.	»	0.78	»	»
»	Renaison.	»	»	0.663	»	0.135
»	St-Alban.	Puits Antonin.	»	0.9475	»	0.4486
»	»	Julia.	»	0.9504	»	0.4550
»	»	César.	»	0.9374	»	0.4576
»	Sail-sous-Couzan.	Source Fontfort.	»	0.589	»	0.311
Loiret	Pithiviers-le-Vieil.	Fontaine de Segray.	»	0.210	»	0.055

Départements	Localités	Nom de la source	Carbonate de chaux	Bicarbonate de chaux	Carbonate de magnésie	Bicarbonate de magnésie
Loir-et-Cher ..	St-Denis-lès-Blois·	St-Denis.	»	0.370	»	0.050
Lot..........	Duravel.	Coustalou.	0.200	»	0.001	»
Lot-et-Garonne	Casteljaloux.	Levadou.	0.450	»	»	»
»	»	Source de la Plateforme	»	0.4730	»	0.0236
Lozère........	Quézac.	»	»	0.84	»	0.181
»	Laval, Alger.	Moyenne de 3 sources.	»	0.5720	»	0.2538
Maine-et-Loire.	Thouarcé.	Prieuré.	0.170	»	0.057	»
Nièvre........	Pougues.	St-Léger.	»	1.7020	»	0.4035
»	»	Bert Nº 1.	»	1.0723	»	Traces
»	Fourchambault.	Montupet.	0.870	»	0.230	»
»	»	Mimot.	0.870	»	»	»
Oise	Fontaine Bonneleau.	»	»	0.357	»	0.140
Orne	St-Germain-de-Corbeis	Houël.	0.191	»	0.011	»
»	Bellème.	Herse.	0.1107	»	0.0030	»
Puy-de-Dôme .	Chateldon.	Puits Rond.	»	1.427	»	0.367
»	»	Source Andral.	»	0.516	»	0.268
»	»	Source Eugénie.	»	1.512	»	0.414
»	Vic-le-Comte cne de St-Maurice.	Ste-Marguerite.	»	1.157	»	0.768
»	Médagues (commune de Josa.)	Source de l'Ours.	»	1.582	»	0.960
»	»	Source de Daguillon.	»	1.568	»	0.896
»	»	Source des Graviers.	»	1.867	»	0.924
»	»	Source du Petit Bouillon	»	1.121	»	0.759
»	Grandrif (arrond. d'Ambert.)	»	»	0.332	»	0.100
»	Arlanc (arr. de Brioude.)	»	»	0.290	»	0.262
»	Chambon.	Source de la Pique.	»	0.475	»	0.192

Départements	Localités	Nom de la source	Carbonate de chaux	Bicarbonate de chaux	Carbonate de magnésie	Bicarbonate de magnésie
Puy-de-Dôme..	»	Source supérieure de Chaudefour.	»	0.586	»	0.211
»	Grandeyrol					
»	au S.-E. de St-Nectaire	Mont-Rognon.	»	0.5098	»	0.5071
»	Coudes					
»	(arrond. d'Issoire.)	»	»	0.570	»	0.224
»	Besse.	»	»	0.468	»	0.211
»	St-Diery.	Bonnette.	»	0.576	»	0.793
»	Augnat.	»	»	0.707	»	0.288
»	Royat.	Gde Source de la Comne	0.7766	»	0.3497	»
»	»	St-Mart.	0.6172	»	0.4359	»
»	»	St-Victor.	0.7058	»	0.4519	»
»	»	César.	0.4540	»	0.2560	»
»	»	Marie-Louise.	»	0.702	»	0.281
»	»	Fonteix.	»	0.938	»	0.569
»	St-Myon.	»	»	0.948	»	0.278
»	Rouzat.	Grand-Puits.	»	1.1220	»	0.8961
»	»	Source des Vignes.	»	1.2658	»	0.8116
»	Louboyrat.	Source Georges.	»	1.555	»	0.614
»	»	Source Galathée.	»	1.542	»	0.672
»	»	Source Jouvence.	»	1.517	»	0.576
»	Gimeaux.	Gde S. de l'Etablissemnt	»	1.246	»	0.656
»	»	Source de la Vigne.	»	1.216	»	0.643
»	Clermont-Ferrand.	St-Alyre.	»	1.383	»	0.422
»	»	Jaude.	»	0.944	»	0.460
»	»	Puits-Loiselot.	»	1.270	»	0.160
»	»	Les Roches.	»	0.751	»	0.451
»	St-Priest-des-Champs.	Source Maniol.	»	0.517	»	0.064
»	»	Source du Pavillon.	»	0.493	»	0.070
»	»	Source Baisle.	»	0.540	»	0.073
»	Bromont.	Javello.	»	0.374	»	0.099
»	»	Mine-de-Pranal.	»	0.987	»	0.477
»	Chapdes-Beaufort.	Chateaufort.	»	0.637	»	0.608
»	St-Ours.	La Fronde.	»	1.198	»	0.656
»	Mont-Dore.	Moyenne de 5 sources.	»	0.300	»	0.180
»	St-Nectaire.	Moyenne de 5 sources.	0.39 à 0.45	»	8.300	»
Pyrénées-Or...	Le Boulou.	Boulou.	0.9868	»	0.5022	»
»	»	Moulas-du-Boulou.	»	1.5192	»	0.2188
»	»	Anna-de-l'Ecluse.	»	1.0591	»	0.2695
»	»	Sorède.	0.607	»	0.059	»
»	»	Laroque.	0.136	»	0.057	»
Saône-et-Loire.	Mâcon.	Fontaine Ste-Reine.	»	0.4867	»	0.0192
»	Crèches.	S. au-dessous du Pont.	»	0.2980	»	0.0298
Savoie........	Evian.	Moyenne des Sources.	»	0.2750	»	0.1299
»	La Bauche.	»	0.2651	»	0.0168	»
Seine-Infér....	St-Vandrille-Rançon.	»	0.202	»	»	»
»	Valmont.	»	»	0.4154	»	0.0576
Seine-et-Marne	Provins.	»	0.5300	»	0.075	»
Seine-et-Oise..	Trianon.	»	»	0.21	»	»
»	Brignancourt.	Roches Sauteuil.	»	0.3857	»	0.0132
Somme.......	Amiens.	Les Huchers.	0.250	»	0.065	»
»	»	Petit St-Jean.	0.420	»	0.018	»
Tarn..........	Lacaune.	»	»	0.546	»	0.130
Vosges.......	Bussang.		0.3798	»	0.1771	»

TABLE DES MATIÈRES

CHAPITRE PREMIER

CHAPITRE II

DE QUOI DÉPEND LA PHOSPHATURIE. THÉORIES DIVERSES. PHOSPHATURIE : BULBAIRE ; SOUS LA DÉPENDANCE DES MALADIES DU SYSTÈME NERVEUX. PERTES PHOSPHORÉES A L'ÉTAT NORMAL. L'INDIVIDU QUI PERD SES OS ET SES DENTS N'EST PAS NORMAL. L'AGENT QUI DÉTRUIT L'ÉMAIL DE LA DENT EST UN ACIDE, COMME UN ACIDE DÉCALCIFIE LES OS ET L'IVOIRE DES DENTS, ET FAIT APPARAITRE LA PHOSPHATURIE. EXPÉRIENCE CHIMIQUE DE LA DÉCALCIFICATION OSSEUSE. LA CARIE DENTAIRE LENTE ET ISOLÉE. LA CARIE DENTAIRE AIGUE.

CHAPITRE III

A QUOI CONDUISENT LES CONSTATATIONS PRÉCÉDENTES. EMPLOI THÉRAPEUTIQUE D'ACIDES ET DE SELS MINÉRAUX. EMPLOI, THÉRAPEUTIQUE OU NON, D'ACIDES ORGANIQUES. EXPÉRIENCES DE M. YVON.

FERMENTATIONS GASTRIQUES ACIDES. LEURS RÉSULTATS. PRODUCTION FRÉQUENTE D'ACIDE LACTIQUE. IDÉES REÇUES QUI S'OPPOSENT A CES RECHERCHES. LA MAUVAISE QUALITÉ DES DENTS CONSIDÉRÉE COMME NATURELLE ET PHYSIOLOGIQUE, HÉRÉDITAIRE. CARACTÈRES HÉRÉDITAIRES DES DENTS. DENTS CHEZ DIVERS PEUPLES. VARIATIONS DE LA QUALITÉ (CONSISTANCE) DES DENTS CHEZ UN MÊME INDIVIDU. CE QU'IL FAUT PENSER DE L'HÉRÉDITÉ DE LA DYSPEPSIE. L'ESTOMAC COMMENCE PAR ÊTRE MALMENÉ, IL NE SE RÉVOLTE QU'A LA LONGUE. IN

FLUENCE DE CERTAINS ALIMENTS SUR LES RÉAC
TIONS ET LA MOTRICITÉ GASTRIQUE. LES GRAISSES
ET HUILES, L'ALCOOL PARALYSENT LE MUSCLE. LE
SUCRE PARALYSE SURTOUT L'INTESTIN. LA RÉTEN
TION PROLONGÉE DES ALIMENTS DANS L'ESTOMAC
CAUSE DES FERMENTATIONS ACIDES. LES AGENTS DE
CES FERMENTATIONS. DISTINCTION ENTRE ALIMENTS
INDIGESTES. LES GRAISSES MÊMES SONT DÉCOM
POSÉES DANS L'ESTOMAC. NOCUITÉ DU PAIN FAIT
AVEC LA LEVURE DE BIÈRE. FERMENTATIONS FRÉ
QUENTES CHEZ L'ENFANT, CHEZ L'ADULTE; MÉCA
NISME DE LEUR PRODUCTION. RÉSULTATS SUR LES
DENTS, SUR L'ÉTAT GÉNÉRAL. LES PRODUITS ACIDES
PASSENT DANS L'INTESTIN, PUIS DANS LE SANG.
TEMPS DE SÉJOUR DES ALIMENTS DANS L'ESTOMAC.

CES PHÉNOMÈNES ONT LIEU SOUVENT SANS QUE L'IN
DIVIDU SE PLAIGNE. SI L'ON CHERCHAIT LA PHOS
PHATURIE, ON LA TROUVERAIT LORSQU'IL Y A DES
FERMENTATIONS.

LES BONNES DENTS DANS LES RÉGIONS CALCAIRES.
EXCEPTIONS. MAUVAISES DENTS EN PAYS GRANI
TIQUE.

CHAPITRE IV

LE BICARBONATE DE CHAUX DE L'EAU ET LE SQUE
LETTE. EXPÉRIENCE DE BOUSSINGAULT. LE MOT
CALCAIRE NE S'APPLIQUE QU'AU CARBONATE DE
CHAUX. QUE SIGNIFIE L'EXPRESSION « EAUX PRES
QUE EXEMPTES DE SELS DE CHAUX ? » IL FAUT PEU

DE BICARBONATE DE CHAUX DANS L'EAU, PARCE QU'ELLE DÉPOSE EN BOUILLANT DU CARBONATE SUR DIVERS ALIMENTS. LES PAYS QUI N'ONT PAS D'EAU CALCAIRE SUFFISENT DIFFICILEMENT A L'ÉDIFICATION DU SQUELETTE DE LEURS HABITANTS.

CE QU'IL PEUT Y AVOIR DE CARBONATE DE CHAUX DANS LE PAIN FAIT AVEC DE L'EAU CALCAIRE. EXPÉRIENCES FAVORABLES SUR LES ANIMAUX AVEC LE CARBONATE DE CHAUX (WEISKE, LEHMANN).

L'USAGE DU CARBONATE DE CHAUX ALOURDIT LE SQUELETTE DE L'HOMME. CALCIFICATION LATENTE. PRÉDILECTION DES CARNIVORES POUR LES OS. LE PHOSPHATE DE CHAUX EN SUSPENSION DANS LE LAIT, GRACE A LA CASÉINE. LES SELS DE CHAUX A EMPLOYER SONT LES SELS INSOLUBLES : CARBONATE ET PHOSPHATE ; LE SEUL SEL SOLUBLE UTILE EST LE BICARBONATE.

LES ALIMENTS PRÉSENTENT TRÈS SOUVENT UN DÉFICIT EN CHAUX (A. GAUTIER), ET L'EAU DE BOISSON DEVRAIT COMBLER CE DÉFICIT. EN CERTAINES RÉGIONS ELLE NE CONTIENT PAS DE CHAUX. COMMENT PEUVENT ÊTRE FAUSSÉS LES RÉSULTATS D'UNE ALIMENTATION NORMALEMENT RICHE EN SELS DE CHAUX. DIFFICULTÉ D'ÉTABLIR LA RATION CALCAIRE.

BONNES DENTS COMME EXCEPTION EN TERRAIN PRIVÉ DE CHAUX. A L'USAGE DES SELS DE CHAUX, IL FAUT JOINDRE UNE HYGIÈNE DIGESTIVE QUI N'EN FASSE PAS PERDRE. NÉCESSITÉ DE L'ÉVACUATION STOMACALE, AU MOYEN D'UN VERRE D'EAU BICARBONATÉE

CALCIQUE PRIS UNE DEMI-HEURE OU TROIS QUARTS D'HEURE AVANT CHAQUE REPAS. INTERPRÉTATION DES SENSATIONS QUI DONNENT LIEU A L'USAGE DU GOUTER. ERREUR SUR LE RÔLE DE L'ACIDE CARBONIQUE. LES EAUX, MÊMES CARBONIQUES, A BASES TERREUSES, NE DILATENT PAS L'ESTOMAC, ON PEUT EN BOIRE DÈS TROIS HEURES APRÈS UN REPAS. LA FAIM NORMALE.

CHAPITRE V

« DÉMINÉRALISATION » ET DÉCALCIFICATION. MÉMOIRE A L'ACADÉMIE DE MÉDECINE EN FÉVRIER 1904. OBSERVATIONS DE TUBERCULEUX GUÉRIS AVEC DENTS DURES. COMPARAISON AVEC LA GUÉRISON SPONTANÉE. TUBERCULOSES PULMONAIRE, LARYNGÉE, ÉPIDIDYMAIRE. INTERVENTION DANS PLUSIEURS CAS PAR LES SELS CALCAIRES. ESSAI DE DÉCALCIFICATION SUR LES CHIENS. PREMIER ESSAI D'IMMUNISATION DE COBAYES PAR LA CHAUX, DEUXIÈME ESSAI D'IMMUNISATION DE COBAYES. MORT DES TÉMOINS. DES SIX QUI DOIVENT VIVRE, CINQ ME SONT RESTÉS PENDANT 15 MOIS ; L'UN D'EUX EST MORT IL Y A UN MOIS (AOUT 1905), UN DEUXIÈME LE 27 SEPTEMBRE.

CHAPITRE VI

L'APPLICATION DU TRAITEMENT A L'HOMME NE COMPORTE PAS D'ALÉAS, COMME CELLE D'UN TRAITE-

MENT A TRANSPORTER DE L'ANIMAL A L'HOMME. OBSERVATIONS DE MALADES GUÉRIS. OBSERVATION DUE AU DOCTEUR SERGENT. OBSERVATION DUE AU DOCTEUR PERREGAUX. GRAVITÉ DE CINQ DE CES OBSERVATIONS. LE TRAITEMENT. LE TRAITEMENT DANS LA FAMILLE. USAGE DES AUTRES PRESCRIPTIONS, COMME AÉRATION. ETC.

AVANTAGES DES SOINS A DOMICILE. ILS PERMETTENT DE LAISSER LE CHEF DE LA FAMILLE A LA BESOGNE QUI LA FAIT VIVRE. ILS DIMINUENT LE NOMBRE DES PENSIONNAIRES DU SANATORIUM ET DE L'HOPITAL. LE TRAITEMENT DANS LES HOPITAUX.

CHAPITRE VII

DISCUSSION DU TRAITEMENT. LES TUBERCULEUX SONT PHOSPHATURIQUES. LE TRAITEMENT REMÉDIE A CET ÉTAT, MAIS EST CONTRARIÉ SI LES DIGESTIONS SONT TROP LENTES. OBSERVATIONS : HÉMOPTYSIES APRÈS MAUVAISES DIGESTIONS, APRÈS USAGE D'EAU SULFATÉE CALCIQUE. LA CRAINTE DE LA COLIQUE NÉPHRÉTIQUE. LES EAUX DE VITTEL, CONTREXÉVILLE, MARTIGNY SONT DÉCALCIFIANTES. ELLES SONT, D'APRÈS LES TRAITÉS D'HYDROLOGIE, CONTRE-INDIQUÉES DANS LA TUBERCULOSE. MÊME PROSCRIPTION POUR LES EAUX SULFURÉES, OU SULFATÉES SODIQUES FAIBLES.

LA SURALIMENTATION N'EST PAS NÉCESSAIRE. LE REPOS N'EST PAS NÉCESSAIRE. L'AÉRATION DE PARIS

PEUT ÊTRE SUFFISANTE. QU'EST-CE QUI EST NÉCESSAIRE? QUE TROUVE-T-ON DANS LES STATIONS FAVORABLES AUX TUBERCULEUX? DE L'EAU BICARBONATÉE CALCIQUE (BERCK, CANNES, MENTON). UN CERTAIN NOMBRE DE SANATORIUMS SONT CONSTRUITS DANS DES RÉGIONS CALCAIRES. DANS LES STATIONS NON OU PEU FAVORABLES, ON TROUVE DE L'EAU SULFATÉE CALCIQUE, OU DE L'EAU PURE. D'OÙ FAIBLE IMPORTANCE DE L'AIR DE LA MER OU DE LA MONTAGNE. LE REFERENDUM DE « LA TUBERCULOSE INFANTILE » SUR LE CLIMAT MARIN.

LA GUÉRISON DÉFINITIVE. LE TUBERCULEUX NE DOIT PAS CESSER DE SE SOIGNER: APRÈS LE TRAITEMENT CURATIF, LE TRAITEMENT PROPHYLACTIQUE. CELUI QUI GUÉRIT PRÉSERVE.

CHAPITRE VIII

Prophylaxie

UTILITÉ DE LA PROPHYLAXIE. LA PROPHYLAXIE CALCAIRE RÉPOND AUX NÉCESSITÉS SOCIALES. RÉGIME POUR LE SOLDAT, POUR LES COLLÉGIENS. LA NOURRICE ET LE NOURRISSON.

CHAPITRE IX

Considérations sur les rapports du traitement calcaire.

LES RAPPORTS DU TRAITEMENT CALCAIRE AVEC LES

TRAVAUX ANTÉRIEURS. LA TUBERCULOSE EST RÉSULTAT ET NON CAUSE DE PHOSPHATURIE. LES PRÉDISPOSÉS DE M. A. ROBIN, ONT UN NOMBRE EXAGÉRÉ DE BATTEMENTS CARDIAQUES (TROUSSEAU), DE RESPIRATIONS, ET DES ÉCHANGES RESPIRATOIRES EXAGÉRÉS PARCE QU'ILS SONT DÉCALCIFIÉS. LES ARTHRITIQUES SONT DES GENS BIEN CALCIFIÉS, ET DOUÉS D'UN NOMBRE PLUS RESTREINT DE PULSATIONS (SANS MOINS FLUIDE). LA CALCIFICATION ET L'ALCOOLISME.

IMPRIMERIE F. DEVERDUN, BUZANÇAIS (INDRE).

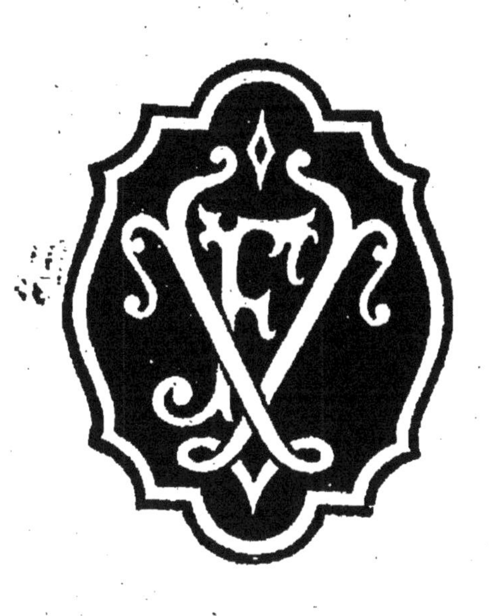